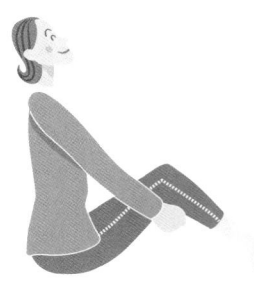

運動器疾患の針灸治療

西田皓一 Koichi Nishida

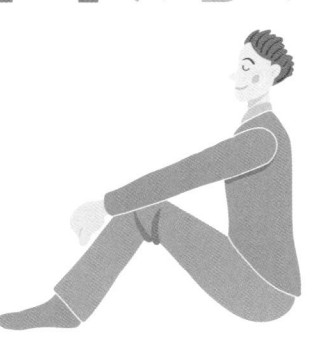

東洋学術出版社

はじめに

1 本書の目的

下記の事項を伝えるために本書を記した。

1．運動器とは，東洋医学でいう「経筋」のことである

現代医学でいう運動器とは，骨・関節・筋・靱帯・神経といった人間の身体を支え，動かす役割をする組織・器官のことである。運動器とは東洋医学における経筋のことであり，経筋のラインと病変・治療法については，すでに紀元前に『霊枢』経筋篇のなかに書かれている。

経筋とは，人体に十二ある縦の筋のことである。「経」とは，たて糸のことであり，縦につながっているという意味がある。東洋医学では，十二経筋は機能的につながっていると考えられており，この経筋ラインを利用して治療に応用してみると実際に機能していることがわかる。

2．運動器疾患には針灸治療が最も効果がある

運動器疾患は被患頻度が高く，日常診療で遭遇することが最も多い。現代医学の鎮痛薬や局所注射より針灸治療のほうが効果がある。その証拠に，多くの患者は「整形外科や外科で，いろいろな検査や治療を受けたが治らないから……」と，内科の筆者のところに針灸治療を求めて来院する。

3．針灸治療で運動器症候群による「寝たきり」を予防できる

運動器が障害されると，腰痛や膝関節痛などを引き起こし日常の動作が障害されることが多い。その結果，運動器疾患を起こし，運動器症候群（locomotive syndrome）と呼ばれる状態になる。つまり，足腰の痛みのために運動障害を来し，ついには寝たきり（図1）になるのである。

現在，わが国は高齢社会を迎えた。多くの人々がなんらかの運動器疾患を抱えそれぞれの生涯を終えてゆく。加齢に伴う運動器疾患は針灸治療によって治療することができる。だからこそ，すべての人々のために針灸治療は役立つのである。

4．早期の針灸治療によって治療費を削減できるので，医療経済効果は高い

厚生労働省の調査（図2）によれば，日本国民のなかで最も多い症状は，腰痛・肩こり・関節痛である。これらはすべて運動器疾患である。つまり，わが国の多くの人々は，運動器の病気（＝経筋病）で最も悩んでいるということである。

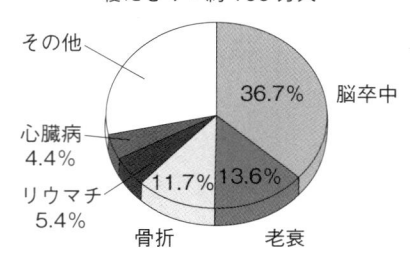

寝たきり：約100万人

図1 寝たきりとなる要因（NPO法人高齢者運動器疾患研究所）

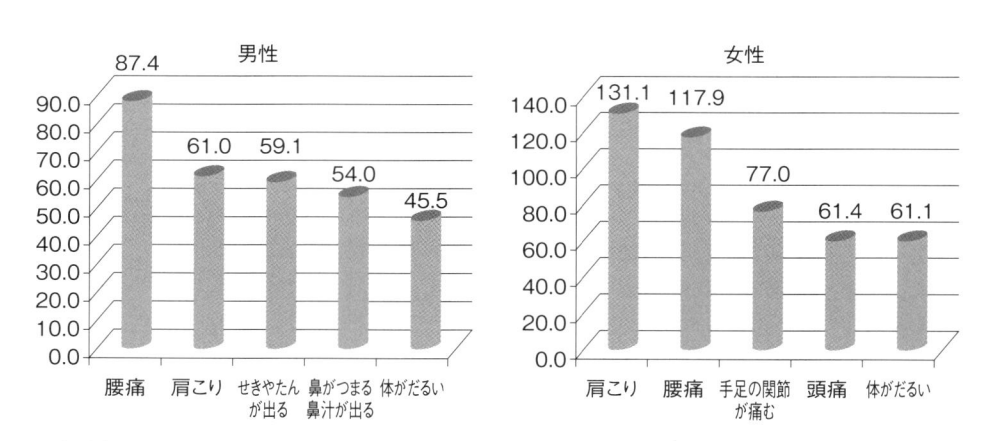

※有訴者は，調査対象者（入院者を除く）のうち，病気やけがなどで自覚症状のある方のことを指す

図2 性別にみた有訴者率（人口千対）の上位5症状（厚労省平成19年国民生活基礎調査）
男性は腰痛，女性は肩こりを訴えている方の割合が最も高い

　針灸治療によって，患者の抱える苦痛を早く取り去ることができれば，患者のドクターショッピングを防ぎ，治療費の削減につながる。運動器疾患に針灸治療を取り入れると，医療経済効果は高い。

　5．針灸治療は，あらゆる部位の捻挫・打撲・筋肉痛などのスポーツ傷害にも効果がある

2 本書の対象である医師と鍼灸師に

（1）医師のために

　本書は，現代医の観点からみた東洋医学の説明である。医師にとっては目新しい言葉が出てくるかもしれないが，治療に際しては，現代医学の病名にこだわることなく，東洋医学から得られた情報に従って治療していただきたい。

医師にとっては，東洋医学の診断方法や経絡，特に十二経脈についての知識を学ぶことが必要である。

最初は，経絡の構造や穴位の位置などに当惑するかもしれないが，東洋医学の解説書（参考文献1，2など）を参考にすると理解しやすいと思われる。

（2）鍼灸師のために

東洋医学の教育を受けている鍼灸師にとっては，すでにご承知の知識かもしれないが，本書に示すのが現代医からみた東洋医学の特徴である。

本書では刺絡についても記載している。鍼灸師は，下記の根拠により法的にも刺絡を行える。

●鍼灸師の行う刺絡療法は合法的である

「日本刺絡学会」発足のきっかけになった出来事がある（参考文献3）。それは，昭和62年8月，栃木県鍼灸師会会長・福島慎氏が，「三稜針による瀉血治療は医師法違反である」として宇都宮中央警察署に家宅捜査を受けたことに始まる。しかし福島氏は，「刺絡は鍼灸師の業務範囲であり，医師法違反ではない」と反論主張した。

その結果，昭和63年11月，検察側が「公訴を提起しない」，すなわち「裁判を止める」と決定したことから，「刺絡療法の正当性」が示された。つまり，鍼灸師が刺絡を行うことは合法的であるとみなされたのである。

最初は「全国刺絡問題懇活会」として平成4年3月に発足し，平成6年に「日本刺絡学会」と改名した（参考文献3）。現在，日本刺絡学会は，東京と大阪で交互に定期的に学術大会を開催しており，その間，刺絡の講習会も定期的に実施している。こうした活動は，鍼灸師が刺絡の技術力を向上させるために役立っている。

なお現在では，針灸の一部の教育機関においても刺絡は講義されている（参考文献4）。

もくじ

はじめに i
 1 本書の目的 i
 2 本書の対象である医師と鍼灸師に ii
   医師のために／鍼灸師のために

PART 1　なぜ運動器疾患に針灸治療なのか

1 ◆ 運動器疾患と針灸治療 3
 1 運動器と経筋 3
   運動器とは／経筋とは
 2 運動器疾患に針灸治療を勧める理由 6
 3 運動器疾患は東洋医学でいう「経筋病」 6
   運動器に異常が起こると，どんな症状が起こるのか／運動器症候群とは
 4 なぜ東洋医学は現代医学の難病を治せるのか 8
   同じ山でも見る方向によって違って見える／現代医学とは異なった生理観・病理観・診断方法／経絡の存在／東洋医学独自の治療法／東洋医学と現代医学の優れた面の併用を願って

2 ◆ 東洋医学の診断方法 11
 1 東洋医学の全体観 11
   東洋医学の特徴／病気に対する全体観／弁証施治（弁証論治）
 2 東洋医学の診断の進め方 13
   四診（望診・聞診・問診・切診）／弁証
   （治療例）肝火上炎が原因のぎっくり腰 16
 3 経筋病（運動器疾患）の病因 18
   筋肉痛・関節痛の原因が身体の内側にある場合（内因）／筋肉痛・関節痛の原因が身体の外側にある場合（外因）

3 ◆ 針灸治療の作用機序 ……… 20

1. 東洋医学の視点から ……… 20
2. 現代医学の視点から ……… 20
   全身作用／局所作用
3. 「以痛為輸」と「阿是穴」との違いと共通点 ……… 23
   「以痛為輸」とは／「阿是穴」とは

4 ◆ 東洋医学の治療手段 ……… 25

1. 刺針 ……… 25
   刺針の効果／刺針方法と補瀉／刺針時の注意点
2. 施灸・灸頭針 ……… 27
3. 刺絡 ……… 28
   刺絡の目的／刺絡の臨床効果／刺絡に用いる道具と使い方／刺絡はどこに刺すのか
4. 火針 ……… 33
   火針の臨床効果／火針の手技
5. 抜缶療法 ……… 35
   器具の種類／抜缶方法／吸角を装着するときの注意点

PART 2 運動器疾患の針治療の実際

治療各論に入る前に ……… 39

1．全身に運動器の異常が及んでいる疾患

1 ◆ 関節リウマチ ……… 43

1. 治療方針 ……… 43
2. 治療穴 ……… 44
   主穴／補助穴／その他
   治療例 関節リウマチ ……… 46

2 ◆ 線維筋痛症 ……… 48

1. 広範囲な骨格筋の疼痛の治療 ……… 49

　　　　　　主穴／補助穴
　　2　慢性疲労感 …………………………………………………………………………… 51
　　3　精神神経障害の治療 ………………………………………………………………… 51
　　　　　　実証／虚証
　　4　身体痛の原因 ………………………………………………………………………… 53
　　　　治療例 ①典型的な線維筋痛症（奇経療法による治療例） ……………………… 53
　　　　　　　②慢性疲労症候群を合併した線維筋痛症 …………………………… 53

3 ◆ 慢性疲労症候群 ……………………………………………………………………… 55

　　1　東洋医学からみた慢性疲労症候群 ………………………………………………… 55
　　　　　　肝の疏泄失調／肝と腎の気虚症状／肝気虚証の診断基準
　　2　治療穴 ………………………………………………………………………………… 57
　　　　　　主穴／補助穴／抜缶療法
　　　　治療例 慢性疲労症候群 ……………………………………………………………… 58

4 ◆ 顎関節症 ……………………………………………………………………………… 60

　　1　顎関節症とは ………………………………………………………………………… 60
　　　　　　現代医学からみた顎関節症の定義／筆者の考える顎関節症診断の要点／東洋医学から
　　　　　　みた顎関節症の原因と対処
　　2　治療穴 ………………………………………………………………………………… 61
　　　　　　主穴／局所取穴
　　　　治療例 顎関節症 ……………………………………………………………………… 63

5 ◆ 脳血管障害による片麻痺 …………………………………………………………… 64

　　1　中風の弁証分類 ……………………………………………………………………… 64
　　2　中風後遺症の部位別治療 …………………………………………………………… 65
　　　　　　主要な頭部の治療法／主要な肢体の治療法
　　　　治療例 脳血管障害による片麻痺 …………………………………………………… 73

2．各部位の運動器疾患

1 ◆ 腰臀部痛を来す運動器疾患 ………………………………………………………… 74

　　1　治療の概要 …………………………………………………………………………… 74
　　　　　　腰痛の針灸治療の方法
　　2　疼痛部位の経脈別の治療法 ………………………………………………………… 75
　　　　　　督脈に異常がある場合／足太陽膀胱経に異常がある場合／足少陽胆経に異常がある場

合／奇経の帯脈に異常がある場合／仙骨部の腰痛／変形性腰椎症／変形性股関節症／広範囲の腰痛に効果のある治療法（オールマイティー療法）

   3　ぎっくり腰（急性腰椎捻挫） …………………………………………………… 82
   4　坐骨神経痛（梨状筋症候群） …………………………………………………… 83
   5　腰筋労損 …………………………………………………………………………… 84
   6　仙腸関節炎 ………………………………………………………………………… 86
      仙腸関節炎の症状／仙腸関節炎の原因／仙腸関節炎の診断／仙腸関節炎の針灸治療
    治療例　①奇経療法によるぎっくり腰の治療例 ………………………………… 88
         ②腰椎の異常の治療例 ……………………………………………… 88

2 ◆ 頸部の疾患　90

   1　肩こり ……………………………………………………………………………… 90
      肩こりの概略／肩こりの針灸治療穴
   2　寝違い ……………………………………………………………………………… 93
   3　頸椎症（鞭打ち症・変形性頸椎症など） ……………………………………… 94
   4　肩甲間部のこり（膏肓辺り） …………………………………………………… 95

3 ◆ 膝関節痛　96

   膝関節痛の遠位特効穴／経脈治療／奇経療法／病因療法／相対法（透刺法）／近位療法

4 ◆ 肩関節痛　100

5 ◆ 肘関節痛　104

6 ◆ 顔面部の疾患　106

   1　三叉神経痛 ………………………………………………………………………… 106
      背部からの治療／経絡を利用した遠位治療法／奇穴による治療法／近位治療
    治療例　三叉神経痛 ………………………………………………………………… 109
   2　顔面神経麻痺 ……………………………………………………………………… 109
      顔面神経麻痺の針灸治療
    治療例　顔面神経麻痺 ……………………………………………………………… 110

7 ◆ 胸部の痛み　112

8 ◆ 股関節部の疾患　114

   1　股関節部痛の原因と針灸治療 …………………………………………………… 114
   2　変形性股関節症・大腿骨頭壊死の針灸治療 …………………………………… 115

　　　　治療例 股関節痛に奇経療法 115

9 ◆ 上肢の疾患 117

　1　上腕痛 117
　2　手背部の発赤腫脹と痛み 118
　3　ばね指（弾撥指） 118
　　　　治療例 弾撥指 119

10 ◆ 下肢・足部の疾患 120

　1　糖尿病による下肢壊死 120
　2　スポーツ傷害（捻挫・打撲） 120
　3　痛風による関節痛 120
　　　　治療例 痛風による関節痛 121
　4　腓腹筋痙攣（こむら返り） 122
　5　下肢内側痛 123
　6　踵痛 124
　7　足背の腫痛 125
　8　足底痛 125

　　あとがき 127
　　参考文献 128
　　索引 129

PART 1

なぜ運動器疾患に針灸治療なのか

1 ◆ 運動器疾患と針灸治療

1 運動器と経筋

（1）運動器とは

「運動器」とは，骨・関節・筋・靱帯・神経といった人間の身体の動きに関わる組織・器官のことである。たとえば，呼吸に関わる器官は「呼吸器」，消化に関わる器官は「消化器」といった用語と同様である。

身体を動かすためには，骨や関節の状態が良好に保たれ，さらに神経が正しく働き筋肉を動かすことが必要である。

運動器になんらかの障害が起きるのが，運動器疾患である。運動器の病気は，人体の動きを直接左右するものであるため，非常に重要である。

たとえば，膝の痛みの原因となる変形性膝関節症や，骨が弱くなる骨粗鬆症，脚のしびれの原因となる腰部脊柱管狭窄症，また坐骨神経痛なども運動器疾患に含まれる。

加齢とともに運動器も老化し，過重な労働は関節の骨の変形や筋肉痛の原因になる。また，長年重い物を持つ職業の方は，変形性腰痛症や変形性膝関節症になりやすい。

運動器の病気は，手足の動きがままならないため寝たきり状態に陥ったり，呼吸器や循環器の病気の原因にもなる。この状態は「運動器症候群」（locomotive syndrome）と呼ばれている。このような現象は，高齢社会のわが国では深刻な問題である。

人は年を取るにつれ運動器も老化する。いわゆる足腰が弱くなる状態である。老化自体は病気とはいえないが，同じ年齢の高齢者でも身体をよく動かしている人のほうが，運動器はよい状態に保たれているし，病気にもなりにくい。幸せで健やかな生活を送るためには，運動器の適度な運動が必要なのである。つまり，運動器の病気も老化も，ある程度予防できるというわけである。

（2）経筋とは

経筋とは，東洋医学からみた「運動器」のことである。2千年以上前に中国で書かれた『霊枢』経筋篇には，東洋医学の運動器組織（＝経筋）のことが詳述されている。

それによると，全身には十二経筋（図 1-1）という筋肉のラインがあり，この十二経筋により全身のすべての関節や筋肉は支えられ運動することができ，しかもこのライン上の経筋は互いにつながって機能していると考えられ

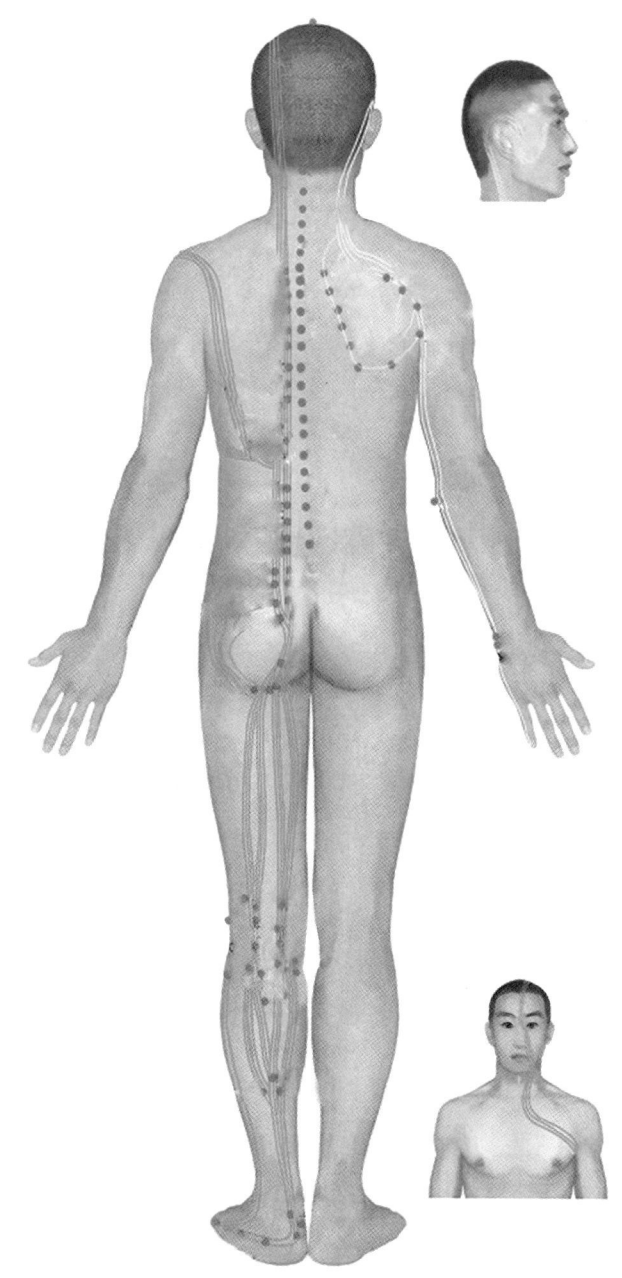

PART 1　なぜ運動器疾患に針灸治療なのか

図 1-1　足太陽経筋と手太陽経筋の走行
(薛立功主篇：完全図解版・人体経筋循行地図．人民軍医出版社，2010．p.5 の図より転載)

ている。また，経筋の病気の治療法についても説明されている。

　以来，多くの治療者によって研究され，経筋の考え方は進歩・発展し，こんにちに至っている。実際，この「経筋は互いにつながって機能している」という生理現象を利用して針灸治療すると，効果がある。

　この経筋システムは十二経脈によって養われている。したがって，経筋病は十二経脈上の穴位によって治すこともある程度できる。また関節の周辺には，筋の起始部と停止部が付着しているため，すべての関節周辺の筋肉組織は障害の起こりやすい部位である。この部位は穴位に似た「次」（station，停止部位）があると考えられ，ここが経筋病の治療部位でもある。たとえば，大杼次・関元兪次・委中次（図1-2〜4）などである（参考文献5）。

　現在の針灸界では，経筋についてあまり重視されていないようである。しかし，人は毎日朝起きて夜に床に就くまで，全身の筋肉組織の働きで活動しているので，大事な筋肉組織を忘れてはならない。

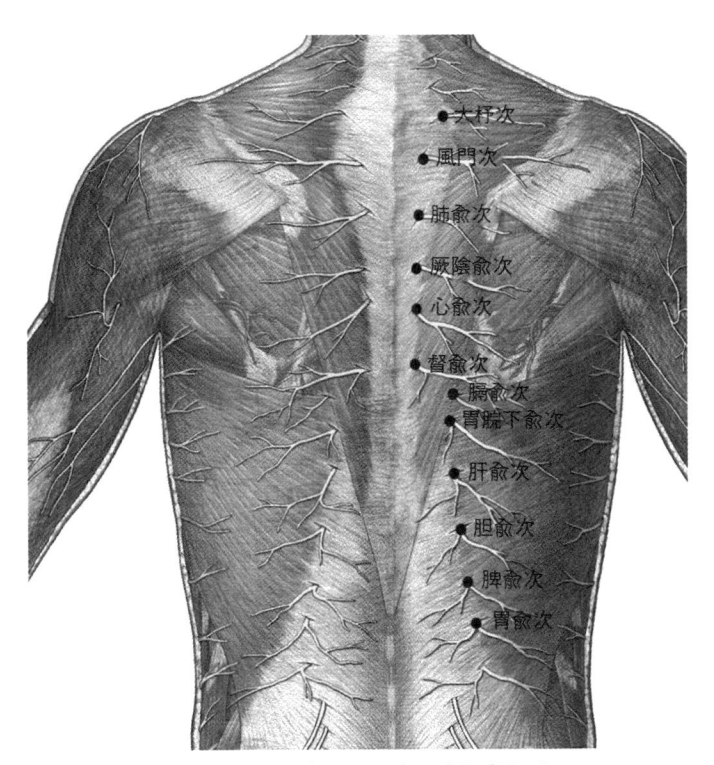

図1-2　大杼次・風門次・肺兪次など
（薛立功主篇：完全図解版・人体経筋循行地図．人民軍医出版社，2010．p.31の図より転載）

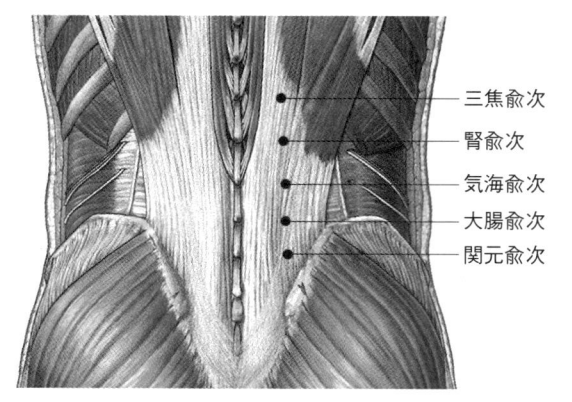

図1-3 関元兪次・大腸兪次・気海兪次・腎兪次・三焦兪次
（薛立功主篇：完全図解版・人体経絡循行地図．人民軍医出版社，2010．p.29の図より転載）

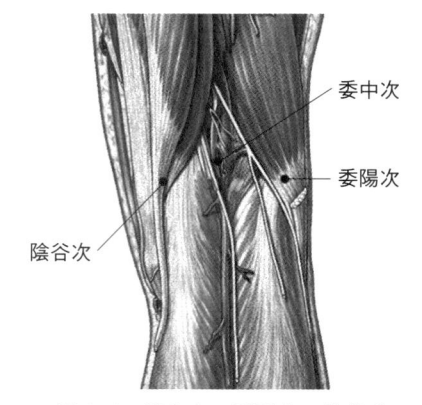

図1-4 委中次・委陽次・陰谷次
（薛立功主篇：完全図解版・人体経絡循行地図．人民軍医出版社，2010．p.16の図より転載）

2 運動器疾患に針灸治療を勧める理由

　　　　筆者は35年間，東洋医学と現代医学を併用しながら診療を続けてきた。この臨床経験から，両方の医学の長所・短所をよく知っていると思っている。臨床経験のなかから，運動器疾患に関しては，現代医学の治療よりも東洋医学の針灸治療が優れていると体感している。東洋医学のほうが運動器疾患つまり経筋病に対して長い治療経験をもっているし，多くの治療方法がある。

　　　　また，患者自身が肩こり・腰痛・膝関節痛などの運動器疾患には，針灸治療で効果があることを知っており，「整形外科で治療を受けていても治らないから……」と，大勢の方々が治療を求めて来院される。

　　　　以上の経験から，針灸治療は運動器疾患の痛みや機能障害を治す有力な治療手段であると考えている。このような事実は，現代医学と東洋医学の両方の治療方法を毎日の診療に併用しているので，知り得たものである。どちらか一方の治療法しか用いていなければ，両者の比較はできなかっただろう。

　　　　運動器疾患の治療において患者の苦痛を早く取り去るために，東洋医学の治療法を用いればもっとすみやかに治療できることを広く知ってほしいと願っている。

3 運動器疾患は東洋医学でいう「経筋病」

　　　　運動器とは，骨・関節・筋・靱帯・神経といった人間の身体を支え，動かす役割をする組織・器官のことである。運動器疾患は，東洋医学からみると「経筋」が障害された病気，経筋病である。

　　　　「十二経筋」（図1-5・6）については，『霊枢』経筋篇にその走行・働き・病んだときの症状・治療法が詳しく説明されている（参考文献12）。

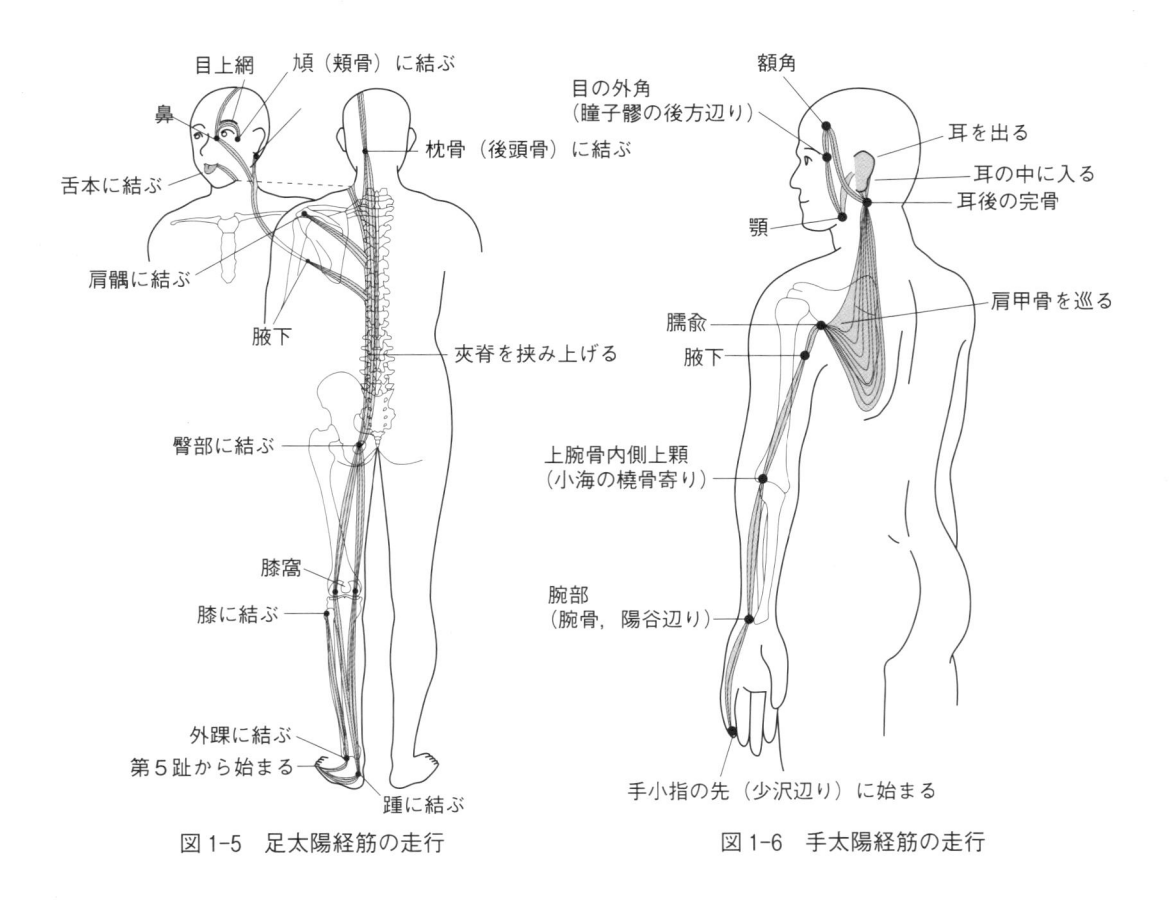

図1-5 足太陽経筋の走行　　　　　　　図1-6 手太陽経筋の走行

　東洋医学では運動器は経筋（組織）であり，運動器疾患は経筋病と認識されている。

（1）運動器に異常が起こると，どんな症状が起こるのか

　運動器に異常が起こると，症状としてその部位に痛みや機能障害が起こってくる。たとえば，頸部痛・肩こり・肩関節痛・背部痛・あらゆる種類の腰痛・下肢痛・膝関節痛・捻挫などである。

（2）運動器症候群とは

　現代医学では，骨・関節・筋といった人間の身体を支え，動かす役割をする仕組みの「運動器」が，加齢とともに機能低下して筋・関節機能も低下し，立ち上がりにくくなったり，ついには寝たきりになることを「運動器症候群」（locomotive syndrome）と呼んでいる。

4 なぜ東洋医学は現代医学の難病を治せるのか

集約すると，次の2つに尽きると思われる。

①東洋医学独自の生理観（経絡の存在）と病理観，診断方法がある。
②東洋医学独自の治療手段がある。

このことから，現代医学では難病であっても，東洋医学の治療手段で病気を治すことができるのである。

難関に遭遇したとき，現代医学とは見方を変えて，発想を転換してこれまでとは異なった観点から考えてみると，今までとは違った治療効果が得られる。

（1）同じ山でも見る方向によって違って見える

山の姿も見る方向によって，それぞれ違って見える（図1-7）。患者を診察するときも同じで「東洋医学の目」で見るのと，「現代医学の目」を通して見るのとでは違って見える。

通常，人は自分で，「それはできない」「これはできる」などと，常識という壁を作っているように思われる。この常識はその人それぞれが作っている常識である。常識には人それぞれの幅があるのである。

病気の治療に関しても同じことがいえる。「現代医学で治らないから，この病気は治らない」と言えば，それ以上の展開はない。しかし，見方を変えて何かほかに治療方法はないかと模索すると新しい発見がある。

（2）現代医学とは異なった生理観・病理観・診断方法

東洋医学には，現代医学とは異なった独自の生理観と診断方法がある。だから現代医学では難病であっても，東洋医学の治療手段で病気を治すことが

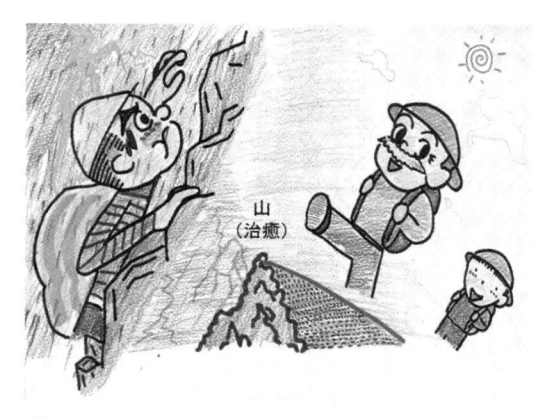

図1-7 同じ山でも登り方を変えると登りやすく

できるのである。

東洋医学からみると，難病を引き起こす病因には，瘀血・寒・湿・虚・気（精神的緊張）などがある。これらの概念は現代医学にはなく，またそれらの病態を知る診断手段もない。そのうえこれらの病態を治す治療手段もない。

「東洋医学の目」で病人を見るためには，東洋医学の生理観，病理観や診断方法を知らなければならない。

(3) 経絡の存在

現代医学にはない東洋医学で最も特異なことは，経絡（図1-8・9）の存在である。現在のところ，科学的には証明されていないが，日常の針灸治療においては経絡理論を活用して病気を治すことができる。肉眼的には確認できないが，機能としては経絡理論どおりに作用していると考えられる。

この経絡が機能しているため，頭の異常を手足から治すことができたり，肩関節の異常を足のツボや手のツボから治したりすることができるのである。

(4) 東洋医学独自の治療法

東洋医学独自の治療法として，施灸・刺針・刺絡・火針・抜缶療法などがある。それぞれの治療法を具体的に後述する。

また，これらの治療法それぞれの効果と特徴について，「賀普仁氏の三通

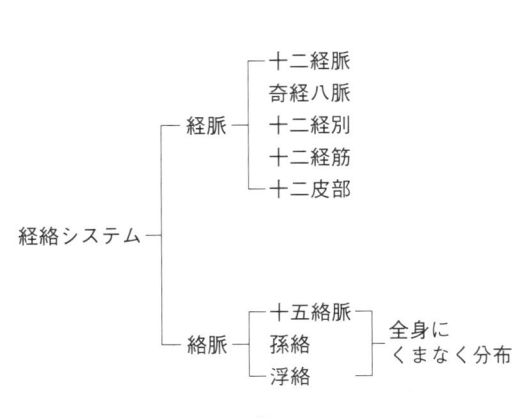

図1-8 経絡システム

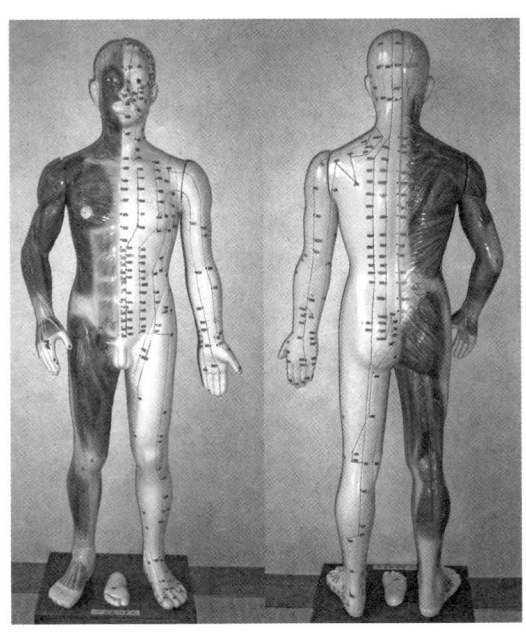

経絡システム
- 経脈
  - 十二経脈
  - 奇経八脈
  - 十二経別
  - 十二経筋
  - 十二皮部
- 絡脈
  - 十五絡脈
  - 孫絡
  - 浮絡
  （全身にくまなく分布）

図1-9 全身をめぐる経絡

法」を参考にしながら触れてみたい。

さらに，針灸治療によって身体にどのような治療効果（針灸治療の作用機序）を及ぼしているのかにも触れる。

経筋病巣は，十二経脈によって治療することもできる。それは，十二経筋は十二経脈によって養われているからである。しかし，圧痛硬結を作った経筋病巣は十二経脈で治療するだけでは限界があり，圧痛硬結部位（経筋病巣）への直接の治療が必要である。

『霊枢』経筋篇では，「以痛為輸」（痛いところが治療点である）と経筋病巣の治療を指示しているが，この痛みのある部位に燔針（火針）の治療手技が必要なときがある。この場合，特別に火針でなくても，刺針や指圧，抜缶療法でも十分に効果がある。

経筋病巣があるとき，関節周辺を圧迫すると一段と過敏性の高い部位がある。ここは「結筋点」と呼ばれるところである。

また「以痛為輸」と「阿是穴」との違いと類似点も後述した。理由はともかく，疼痛部位に刺針すると鎮痛効果が得られることから，臨床的には両者に大きい違いはないと思われる。

（5）東洋医学と現代医学の優れた面の併用を願って

現在の社会では，現代医学が医療のおもな手段となっている。現代医学の最も優れた面は，救急医療・外科学・疫学・診断方法である。現代医学は，現代医学が認識している原因がはっきりしている場合は優れた効果を発揮する。しかし，現代医学が認識できない，たとえば，気・瘀血・痰飲などが病気の原因の場合は，現代医学では治療することができない。

運動器疾患の治療のために，いま患者から求められているのは，現代医学の優れた診断力と外科手術手技，それに東洋医学の治療力との併用である。

2 ◆ 東洋医学の診断方法

　東洋医学には，独自の生理観があり，それによって病気の根源（病因）を知ることができる。それは，現代人が日頃慣れ親しんでいる「現代医学の常識」とは，かけ離れたものであるが，違っているがゆえに見方を変えて治療に結びつけることができる。

1 東洋医学の全体観

（1）東洋医学の特徴

　東洋医学，特に中国で発展し体系づけられた「中医学」は，人類の疾病との長い闘争のなかで体系づけられた治療学である。古代から現在に至るまで，絶え間なく進歩発展し続けている医学であり，けっして古いままに留まっている治療学ではない。

　人体に発生した疾病と自然界の変化との関わり，また疾病自体の特徴やその経過，治療によって生じる変化などの観察を，長期間にわたって蓄積し，独自の理論体系をもつ医学に発展させてきた。その基礎になっている臨床理論は『黄帝内経』にもとづく医学であるが，現在の中医学は，当時のものからさらに臨床経験を積み重ねて発展した医学体系である。

　筆者は「中医学」の考え方が，わが国で育った「日本の東洋医学」よりも理論的に整理されており，科学的で現代人の頭には受け入れやすいと感じている。

　中医学，特に診断と治療が直結した「弁証施治」の方法は，現代医学にはない優れた点である。「弁証施治」とは，病人の病態を診断し，その結果が治療にも直結するものである。

　中医学の病理観は，現代医学のそれとは大きく異なっているが，「同一の患者を異なった視点から観察し，治療に導くことができる」ので，現代医学の治療で行き詰ったときに，発想を転換することによって別の治療法を考えることができる。そのため臨床家にとっては大きな助けになる。

　中医学のもつ特徴は大きく分けて，①全体観，②弁証施治，③東洋医学的治療手段であり，この3点が現代医学とは異なっている。

（2）病気に対する全体観

　東洋医学では，人間を，大きな自然のなかで，気象条件などのさまざまな影響を受けて暮らしている個体であると認識している。また人体を1つの宇宙ととらえて，そのなかで五臓六腑や全身をめぐる経絡など，さまざまな営みがなされていると考えている。

東洋医学では，人体に病気を発生させる要因として，身体の中に原因のある「内因」と，身体を取り巻く環境に病気を発生させる原因のある「外因」があると考えている。

①人体内部の病気の原因になる状態（内因）

人体は，気・血・水・精を基本として構成されており，五臓六腑の働きによって機能していると考えられている。これらの五臓六腑の間は経絡で密接に連結されており，気・血・水・精はその経絡の中を流れ，全身を養っていると考えられている。この流れに障害が生じたとき，病気になると考えられている。

五臓六腑のうち，五臓とは内容が充実した臓器のことで，心・肝・脾・肺・腎のことであり，六腑とは中空の臓器のことで，胆・胃・小腸・大腸・膀胱・三焦（水分代謝全体を指す概念）のことである。

このほかに，臓腑や気・血・水の失調が精神面にも反映するとともに，また逆に精神的ストレスが臓腑や気・血に影響する（内傷七情）というように，肉体と感情の相互関係についても重視している。特に内傷七情を疾病発生の「内因」として重視している。

このように，東洋医学には「心身一如」，つまり心と身体とは深く関わっており，心の異常が身体の異常を生じさせる，また身体の異常を治せば心も治るという理論がある。臨床的には，どの内因に，またどの臓腑に障害があるのかを診断し，病んでいる内因と臓腑を治療すると，そのために起こっていた症状や病気が消失する。

②人体に及ぼす自然環境の影響（外因）

人間は，風・寒・暑・湿・燥・火などの自然環境のなかで生活している。当然，皮膚や各種の感覚器官を通じて周囲の自然環境と密接な影響を受けながら暮らしている。暑さ・寒さ・乾燥・湿気などの気候の変化，春の花粉の飛散や細菌，ウイルスなどの人体を脅かす感染症などの影響も受けて生活している。このような外界の病気になる原因を「外因」と呼んでいる。

③治療目標は扶正祛邪（生命力を高め，身体に害になるものを排出する）

東洋医学では，病気が発生する根本原因は人体の「内因」にあり，外界の条件による「外因」はたんなる発病の条件としている。つまり人体の正気（抵抗力）がしっかりしていれば，病気は発生しない。また発病後には，人体の正気（抵抗力・免疫力）と病邪（発病因子）との力関係によって病気の経過が決まるため，正気の扶助（扶正）と病邪の排除（祛邪）の両面を考慮して治療を行うことも，現代医学とは異なる東洋医学の大きな特徴である。

たとえば，膝関節に浮腫がある場合で，膝関節部が腫れあがり，関節の痛みは冷えた場合に増悪する例について考えてみよう。浮腫に関係する臓腑はおもに腎と脾胃である。膝関節の異常ではあるが，痰飲は腎と脾胃の機能不

全から起こるものと考えて腎と脾胃の機能改善をはかる。

また，膝関節を通過する経脈には足の三陰三陽の経脈が関係する。膝関節の疼痛部位が足太陰脾経上にあれば，特に脾経上の穴位，太白（原穴）・公孫（絡穴）などに取穴すると，症状は次第に軽快する。この際，寒さも経絡の気・血のめぐりを妨げているため，灸頭針で温かさを加えてやると症状はさらに軽減する。東洋医学では，もちろん局所にも注目するが，経絡を利用して遠方から治療できることも現代医学とは大きな違いである。

現代医学では，膝関節の問題がある場合は膝関節部に注目するが，東洋医学の治療では，弁証の結果によっては膝関節から遠く離れたところにも治療場所がある。

(3) 弁証施治（弁証論治）

治療のために，まず病気の起こっている原因を調べる。これは「弁証求因」ともいわれる。つまり，どこに病気の原因があるのかを追求するのである。

「四診」と呼ばれる4つの診断方法「望・聞・問・切」を用いて，患者の病態を把握し，それによって得られた情報を「弁証」という手段で分析する。

2 東洋医学の診断の進め方

東洋医学では，現代医学のように一定の基準を設けてすべての患者に疾患名をつけるという発想はない。たとえば，カゼ引きでも各人各様で，高熱を発する者もいれば，悪寒に悩まされる場合もある。また痰の多いときもあれば，空咳の場合もある。病の原因と個人の体力によって病状は違うからである。

「四診」によって得た情報を，八綱弁証・気血水弁証・臓腑弁証などで分析し病態を把握して，どこに，どのような異常があるのかを判断して，その異常を治すのである。したがって，○○病とか，△△症候群といった病名ではなく，どこに，どのような邪気があり，人体はどのような状態になっているのか，と表現するのである。たとえば，カゼを引いて発熱し熱感でうなっている状態は「風熱実証」と表現する。

一般に東洋医学によって患者の病態を把握する診断は，図（図1-10）の

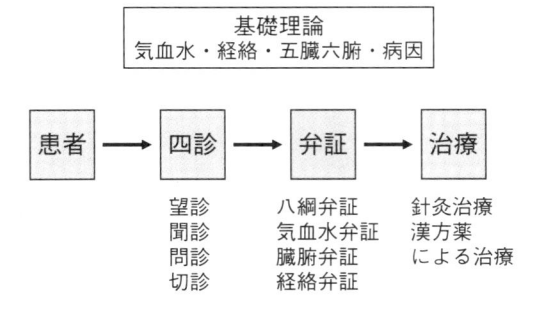

```
          ┌─────────────────────┐
          │      基礎理論       │
          │気血水・経絡・五臓六腑・病因│
          └─────────────────────┘

  ┌──┐   ┌──┐   ┌──┐   ┌──┐
  │患者│ → │四診│ → │弁証│ → │治療│
  └──┘   └──┘   └──┘   └──┘
          望診    八綱弁証    針灸治療
          聞診    気血水弁証  漢方薬
          問診    臓腑弁証    による治療
          切診    経絡弁証
```

図1-10　診断と治療（弁証施治）

順序で進められる。

治療については、このように東洋医学の観点から患者の病態を把握し、東洋医学からみた診断を行い、治療へと導いていくシステムが整っている。つまり、診断がただちに治療につながっている（弁証施治）。中医学は、理論的に体系づけられた治療学なのである。

（1）四診（望診・聞診・問診・切診）

東洋医学では、患者を診断する場合、一定の法則によって病態を把握するようにシステム化されている。

まず、患者に関する情報は「四診」、つまり望診・聞診・問診・切診の4つの診断法で行われる。「望診」は外見上の異常を察知し、「聞診」は音や匂いで、また「問診」では患者自身に症状を尋ねる。「切診」は、脈診や腹診などで異常所見を察知する東洋医学独特の診断法である。

現代医学のように、機器を使ったり、レントゲン写真を撮影したり、血液検査をするわけではなく、目で患者を見てその中身を洞察し、症状を聞き、患者に触れ、患者の発する音を聞き、臭いを嗅ぐなど、すべて五感によって患者の状態を察知するのである。ここで大事なことは「東洋医学の目」で患者をみるということである。

たとえば、膝関節の周囲には細絡ができやすい。このように瘀血（静脈系末梢循環障害）があると「不通則痛」（気血のめぐりが悪いために痛みが生じる）になる。このような場合には頑固な膝関節痛があり、刺針しても満足な効果を得られないことが多い。このときも「東洋医学の目」でみれば「瘀血」の存在に気づくはずである。現代医学には瘀血という概念がないため、同じようにみえ、瘀血の存在に気づかない。

（2）弁証

以下のような考え方で、患者から得られた情報を分析して診断し、治療を進めていく。

①八綱弁証

八綱弁証とは、患者の病気が「表裏・寒熱・虚実・陰陽」の8つの項目のうちいずれの範疇に入るのかを判断して、患者の病態を把握しようとする診断方法である。これによって、その患者が現在、どのような状態にあるのかを判断する。たとえば、線維筋痛症の場合、大部分は痛みが「表」にあり、病気が長期化すると「寒」に偏り、身体の体力は「虚」になり、全体として「陰」になっている場合が多い（もっとも、本症でも発病後間もないときには、「表熱実陽」になっている場合がある）。

②気血水弁証

八綱弁証のほかに気血水弁証という観点から、患者を観察しなければなら

ない。

気：気は，外見的にはとらえがたいが，患者の心理状態である，イライラや不眠，不安感，不満感，怒りといった精神的自覚を尋ねる。また気の異常な存在は他覚的にも知ることができる。気の異常は，目・顔・脈・舌などにも現れる。具体的には，目は充血し，顔には紅潮がみられたり表情にも現れる。脈は数・緊になる。舌は紅くなり，ときには舌が震えているときもある。このような所見から心が緊張していることを知ることができる。

　また気の異常は，気滞・気鬱・肝火上擾（かんかじょうじょう）などとなって現れる。症状としては，梅核気・うつ状態・不眠・肩こり・のぼせ・頭痛などがみられる。さらに気滞が消化器にも波及し，消化器障害を引き起こす（気鬱犯脾胃）こともある。「気」と「運動器疾患」との関わりは大きい。たとえば，精神的緊張（肝鬱気滞）が，頸背部の筋肉の緊張を誘発し，肩周辺の筋肉の疼痛，さらに腰痛を起こさせる。現代医学では考えられないが，肝気の高まりを治すために肝経の原穴（太衝）に刺針すると，肝鬱気滞で起こっている腰痛は急速に軽減する。東洋医学では，病気が起こっているその根源を治すことができるのである。

血：血は，多すぎても少なすぎても病的である。血虚（現代医学の貧血に似ている）や多血・鬱血になっても身体に異常を来す。

　血の滞りは末梢循環障害のことで東洋医学では「瘀血」と呼んでいる。この静脈系の末梢循環障害を来した古血は，血管や組織内に溜まるとその血管の分布している領域に機能不全や痛みを引き起こす。この痛みの発生機序は「不通則痛」（気血のめぐりが悪いために痛みが生じる）による。

　瘀血は望診では細絡や瘀斑となって，皮膚や粘膜の表面に現れるため肉眼的に見ることができる。そこに刺絡すると，どす黒い古血が排泄され，血流の障害されていた箇所の機能が回復するため，症状は急速に改善する。瘀血は頑固な関節痛や慢性難治性疾患の原因になっていることが多い。

水：余分な水分が体内に溜まることによって病気が発生する。現代医学でいう「浮腫」と同じ考えであるが，東洋医学では取り扱い方が若干異なる。

　現代医学では，浮腫は心不全や腎不全，また肝不全の結果として出現するのであり，これら疾患の診断の拠り所として扱われている。しかし東洋医学では，この余分な水分が経絡の流れを妨げ，いろいろな病気や症状の原因になる。病気を治すために「余分な水分」は除去すべき対象になる。

　東洋医学でいう「津液」（しんえき）とは体内のすべての正常な水分のことである。「津」とは薄い液で，「液」とは粘稠な液体で，関節腔や腹腔などを満たすものであり，細胞内外の液，唾液，胃液や関節内の液などは正常な水分である。しかし，病的な水分は，痰や皮膚の腫れ，関節内の貯留液となる。腎や脾の働きが弱ってくると，病的な津液の停滞が生じる。これは東洋医学では痰飲や水腫などと呼ばれる。

　水は元来寒い性質があるため，水の停滞は寒さの原因になる。また，水

は重い性質があるため身体は重だるく感じる。この感覚は「衣服を着たまま雨に濡れたとき」を思い出してみるとわかりやすい。身体は冷たく濡れた衣服のために重く感じるものである。余分な水分が気血の流れを妨げるため，「不通則痛」（気血のめぐりが悪いために痛みが生じる）となるのである。

たとえば，関節リウマチの場合では，寒と津液が溜まって身体は重くなり全身倦怠感や全身の痛みが起こってくる。この際，水分代謝に強く関係している腎と脾胃の働きが強くなるように治療すれば，症状は次第に改善する。具体的には，腎や脾胃の関連する経絡の穴位を刺激する。現代医学のように，利尿剤などを使用しないのが大きな相違点である。

③臓腑弁証

上記のほかにも臓腑診断といって，五臓六腑のうち，どの臓腑がどのように傷害されているのかといったことを診断する。運動器疾患の際には，腎・肝・脾胃が大きく関与する。

運動器疾患のなかでも，腰痛は肝の異常によって起こる場合がある。たとえば，下記の症例のように，腰痛があっても原因は「肝」（精神的緊張）にある場合があり，肝の異常を治してやると腰痛は治る。

治療例　肝火上炎が原因のぎっくり腰

患者：関〇保〇，47歳，男性，2009年6月16日初診

主訴：ぎっくり腰

経過：2，3日前から急に腰痛が起こったので，整形外科に行ったがよくならない。前屈みになって歩行している。精神的緊張の日々が続き，今は限界に達していると言う。

所見：正中線上の脊柱上 L_4, L_5 あたりに痛みがある。

診断：目の充血・脈緊から，肝の異常・肝火上炎と考えた。足厥陰肝経上では太衝（原穴）と行間（滎穴）に過敏反応がある。

治療：五臓取穴法の陰陽交差取穴法で，足厥陰肝経⇔手少陽三焦経の陽池（原穴）（両側）に置針し，腰部の運動をしてもらった。

治療直後，前屈はなくなっている。「ぐっとよくなっている」と言う。

治療経過：翌日（6月17日）来院。「ちょっと腰が重だるい感じがする」と，脊柱上 L_4, L_5 あたりを示す。奇経療法で，督脈（後谿）⇔陽蹻脈（申脈）に置針し運動させた。

治療後，患者は「腰が痛いのに，一度も腰に触らずに治ってしまった。不思議だ，不思議だ」と言いながら帰って行った。

---

④病邪弁証（病因弁証）

病気を発生させる「病因」としての病邪の種類を判断し，どのような状態を引き起こしているのかを判断する。病因を治療すると病気は治る。

病因には，病気の原因が身体の内部にある「内因」と，病気の原因が身体の外側にある「外因」とがある。外因としての風・寒・暑・湿・燥・火（熱）

の外感六淫と，内因としての食積・痰飲・瘀血などの病邪による疾患の状況を判断する。

たとえば，急性膝関節炎で，熱をもって赤く腫れ上がっているとき，風・湿・熱と瘀血による病邪があると判断する。治療としては，湿に対しては胃の穴位である衝陽・足三里・胃兪，脾の穴位である太白・陰陵泉・脾兪に取穴し，局所としては梁丘・血海を取穴し瀉法で刺針すると効果がある。

また，膝関節周囲に細絡があれば，刺絡して瘀血と熱と湿を取り去ってやると症状は急速に改善する。

⑤経絡弁証

経絡（図1-11）は，人体内の臓腑と皮膚表面への架け橋として全身に張りめぐらされている。内臓に病があると，経絡を通じてつながっているため関節や皮膚に病態が反映される。具体的には麻痺・腫脹・疼痛，あるいは熱感・冷感として感じ，病理的反応点となって現れる。そのために経脈の穴位にも圧痛過敏として現れるのである。

運動器疾患の場合，異常部位がどの経脈上にあるかを判断して，異常経脈上の要穴に刺針すると疼痛や腫脹が軽減，または消失する。

このように，東洋医学では現代医学とは異なって病所にのみ注目するのではなく，経絡を通じて治療するため，治療部位が病所からは遠く離れたところにあるときもある。

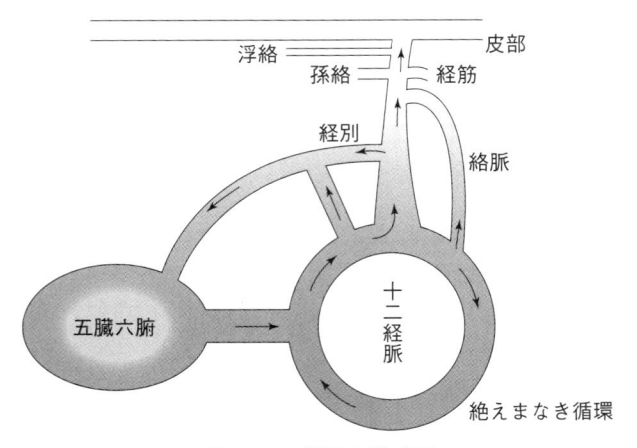

図1-11　経絡の模式図

3 経筋病（運動器疾患）の病因

　骨や関節の病気である「経筋病」は，どうして起こるのか？　経筋病の原因には，「外因」と「内因」がある。
　以下のような原因で，筋肉や関節の痛みは起こりやすい。

(1) 筋肉痛・関節痛の原因が身体の内側にある場合（内因）

①精神的緊張によって起こる筋肉・関節内の気血の鬱滞（瘀血）

　精神的緊張が長期間に及ぶと筋肉や関節に痛みが起こってくる。精神的緊張は筋肉，特に後頭部や頸背部の筋肉である僧帽筋・胸鎖乳突筋などの緊張を招き，経筋病巣（筋肉の圧痛硬結部）を生じさせ，また精神的緊張は全身の血管の収縮を招くので筋肉や関節などの運動器組織への栄養供給に障害を来す。肩こりはこの典型である。
　このように長期間にわたって精神的緊張が続くことによって，筋肉痛・関節痛を来す現象を現代医学では「緊張性筋炎症候群」(tension myositis syndrome) と呼んでいる。現代医学も同じような認識をしていると思われる。

②外傷や外科的手術後にできた瘢痕（瘀血）

　打撲後の内出血，また瘢痕部には血流障害が起こりやすく，そのために瘀血ができやすい。

③関節可動域を越えた運動や，長時間一定の姿勢を保持したために起こる損傷と血流障害

　転倒やスポーツ傷害などによって起こる打撲や筋肉の障害。また下肢によくみられる細絡や静脈瘤など。エコノミー症候群はその典型例で，血流障害のために血栓を作り，それがどこかの血管に詰まると，その部位の症状が出現する。

④気血の鬱滞（瘀血）により作られる経筋病巣

　気血の流動障害によって瘀血を生じ，経筋病巣を作る。特に女性では，下肢の静脈瘤，下肢にできた湿疹は瘀血のためになかなか治りにくい。

⑤関節部への過負荷

　筋肉の起始部と停止部には，大きな負担がかかるため関節部は傷害を受けやすい。正常の範囲内の圧痛は「筋結点」，病的状態では「結筋点」と呼ばれる（参考文献5）。

(2) 筋肉痛・関節痛の原因が身体の外側にある場合（外因）

　人体に害を及ぼす異常な外界の気象の風・寒・暑・湿・燥・火などは，すべて病的邪気を起こしうる。これらのなかでも風・寒・湿・熱が最も筋肉や

関節に異常を来しやすい。

　たとえば，関節炎で熱をもち周囲が腫れている場合は風湿熱である。湿と熱を取り去る処置をすればよくなる。また，膝関節がむくみ気味で冷えて痛い場合は，風湿寒である。温めてやれば症状は改善する。筋や関節は冷えると痛みやすい。

　よくみられる筋肉痛・関節痛のおもな原因については，下記のようにいえる。
　寒さや熱は，病気を作る
　精神的緊張は，病気を作る
　疲れは，病気を作る
　痰飲は，病気を作る
　瘀血は，難病を作る

3 ◆ 針灸治療の作用機序

　　　　　針灸治療とは，体表の皮膚に刺針することによる機械的刺激や，お灸による熱刺激，刺絡による皮膚からの出血，火針のように皮膚への熱と刺針による刺激によって，全身や局所の病的部位を治そうとする治療法である。
　　皮膚に刺激を与えることによって，なぜ運動器疾患を治すことができるのか？
　　毎日の治療で，針灸の治療効果はおおいに役立っているが，どうして効果があるのかについて，現代医学からは部分的にしか証明されていないのが現状である。
　　最近は，なぜ針灸が効くのかについてさまざまな研究がなされているので，以下に針灸治療の効果機序に迫ってみたい。

1 東洋医学の視点から

　　　皮膚や筋肉に刺針や施灸によって刺激を与えると，なぜ運動器疾患を治すことができるのか。まず東洋医学の立場から考えてみたい。
　　人体内には，体表の皮膚から深部の臓腑にまで，経絡は架け橋として全身に張りめぐらされている。経絡によってつながっているため，内臓に病があると関節や皮膚などに病態が反映される。具体的には腫脹・疼痛，あるいは熱感・冷感として感じられ，病理的反応点となって現れる。大部分の病理的反応点は穴位の分布しているところと一致している。
　　疾病に対する穴位は，穴位の圧痛・過敏・隆起，穴位下の軟結・硬結・腫脹・熱など経絡の走行している皮膚に反映され，診断と治療の助けになる。
　　また皮膚（皮部）に与えられた刺激は，全身に張りめぐらされている経絡によって深部の五臓六腑に伝えられる（図1-11参照）。
　　一方，十二経脈（図1-8参照）は，全身のあらゆる筋・関節組織（十二経筋）にも分布している。したがって，皮膚に与えられた刺激（針灸刺激）によって筋・関節組織を治すことができるのである。また，五臓六腑の状態は関節組織にも影響を及ぼしているので，臓腑の異常が関節障害を起こしている場合は，臓腑に関係した穴位（肝兪・胃兪など）から関節組織を治すことができる。

2 現代医学の視点から

　　　次に，針灸治療の効果を現代医学の立場から考えてみたい。
　　刺針や施灸によって皮膚や筋肉に与えた機械的刺激が，直接にあるいは感覚神経やサイトカインを介して中枢神経に影響し，さまざまな反応を生じると考えると，針灸の作用メカニズムを生理的に探求することができる。

3．針灸治療の作用機序

針灸治療のメカニズムには，全身作用と局所作用とがある。

(1) 全身作用

①鎮痛作用

東洋医学と現代医学とを併用して毎日の治療に従事していると，経験的に針灸は種々の痛みに対して，強い鎮痛効果があることがわかる。

痛みは，神経系（感覚を伝える神経線維）と内分泌系（発痛物質）を通じて伝達されている。針灸治療は，これらの疼痛機序をどこかで打ち消していると考えられる。

針灸刺激を与えると，体性自律反射によって血流は増加し，脊髄分節性疼痛抑制あるいは下行性疼痛抑制によって痛覚信号の脊髄への入力が減少すること，炎症性サイトカインやプロスタグランジンE_2（PGE_2）の産生が抑制されることが明らかにされている。

ウイスコンシン医科大学の高橋徳教授は，「最近の解剖学的，生理学的研究により，体の表面の知覚神経の刺激の一部は，脳幹の自律神経核に入力することが解ってきました。したがって，鍼による皮膚や筋肉の知覚神経刺激の興奮が，脊髄を上行し脳の種々の神経核の活動を惹起させる可能性が考えられます。……（中略）……動物実験により，鍼の消化管運動に及ぼす効果は知覚神経と自律神経系（交感神経，副交感神経）を介する神経反射と考えます。鍼による知覚神経刺激の興奮は脳幹のみならず，中脳にも波及し，水道周囲灰白質からのオピオイドの遊離を促し，制吐作用や鎮痛作用にも関与していると考えます」（第59回㈳全日本鍼灸学会学術大会．全日本鍼灸学会雑誌60（3），2010，p.60より引用）と報告している（参考文献6）。

つまり皮膚に与えられた刺激は，脊髄を上行し，脳の種々の神経核の活動を惹起させる可能性があると考えられる。

また皮膚に刺針することによって，脳からモルヒネ様物質（エンドルフィン，エンケファリンなど）が分泌され，鎮痛効果や安心作用を発揮することが知られている。刺針により鎮痛作用のある上記の物質が血中に内分泌されるという内分泌説である。

◎刺針による鎮痛効果の機序・ゲート・コントロール説（gate control theory）

1965年，Patrick Wall と Ronald Melzack により痛みの制御仮説としてゲート・コントロール説が提唱された。ゲート・コントロール説は，脊髄後角膠様質（substantia gelatinosa：SG）のニューロン（SG細胞）が痛みの信号を伝達するT細胞（transmission cell）に対してゲートの役割をもち，痛みの伝達をコントロールするという仮説である。

しかしその後，この仮説に合わない事実がみつかったため，現在は一部修正され，上行性疼痛抑制系の脊髄分節性ゲート効果と認知されている。

より平易な言葉で表現すると，ゲート・コントロール説とは，皮膚に与えられた刺激は，脊髄で痛みの信号を伝達する機序が働いて「痛みの信号はここで制御されている」という仮説である。

②免疫亢進作用

実地臨床の場では，免疫系に対しても針灸治療は影響していることが明らかになっている。神経系と免疫系のクロストークの存在を考えれば，針灸刺激による感覚情報が中枢神経系に届けられ，さらに免疫系に影響することは十分ありうることである。最近の現代医学は，免疫細胞を測定することによって針灸治療の抗病効果を知ることができる。

③血管拡張作用と血流増加作用

血管拡張作用：皮膚に刺針すると，写真（図1-12）のように即座に血管が拡張して発赤が起こるのが肉眼で観察できる。ときには，刺針中に「脳貧血」と呼ばれる症状（急激に気分が悪くなって倒れる）が起こることがある。このときの患者の状態は，急激に起こった強い迷走神経刺激状態で，顔面は蒼白になり，呼吸は浅く，血圧は低下し，意識はあるが朦朧としている。

このような現象は，皮膚の上にわずか2～3mm刺入するだけで急激な全身の血管拡張が起こった結果である。同時に迷走神経を刺激する強い中枢性神経反射が起こったことを示唆している。

血流増加作用：ストレスによる生体への影響の1つに血流の減少がある。血流に影響する要素を大きく分けると，心臓・血管系の要素と血液の要素がある。ストレスにより交感神経系が活動すると，末梢血管が収縮し血流量が減少する。これはストレスにより，交感神経が刺激されることで内分泌系が刺激されてカテコラミンの分泌が増加し，血管を収縮するために血圧上昇を起こさせるからである。

（2）局所作用

針灸治療では，疼痛部位に直接刺針すると即効的な鎮痛効果が得られることはよく知られており，日常の臨床にもよく利用されている。

この効果は，古くは『霊枢』経筋篇に「……治在燔針劫刺，以知為数，以

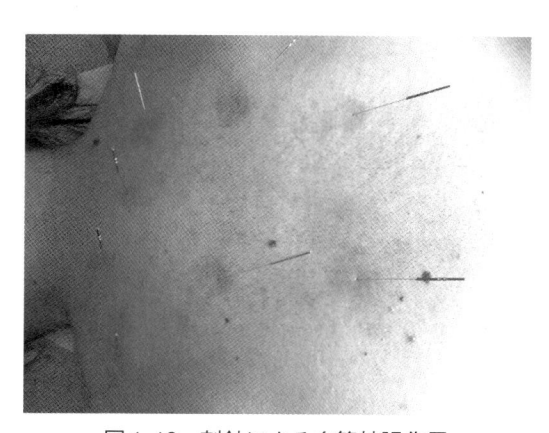

図1-12　刺針による血管拡張作用

痛為輸。……」（経筋の異常を治すには，燔針（火針）を即刺即抜し，効果がある回数行う，痛みを訴えるところが治療点である）と述べられている。「経筋篇」でいう局所の治療点である。

また古来，経験的に患者の指摘する疼痛部位（阿是穴）に刺針すると即効性のある鎮痛効果が得られることはよく知られている。この阿是穴の部位は，なんらかの原因で気血が「不通」に陥っている場所である「不通則痛」であるため，この部位に直接刺針することによって「通則不痛」（通ずれば痛まず）になる。

以上のように，なぜ針灸治療は効果があるのか，今後も研究され，さらに解明されていくと思われる。しかし，現代医学的に針灸治療のメカニズムが解明されようが解明されまいが，臨床的に針灸治療で効果がある事実に変わりはない。

3 「以痛為輸」と「阿是穴」との違いと共通点

日常の臨床の場では，患者が指摘する疼痛部位に刺針すると即効的効果が得られる。臨床家にとっては便利な治療点である。

古来より利用されてきた治療法である「以痛為輸」と「阿是穴」との違いと，共通点について若干触れてみたい。筆者は，両者はともに病理的反応点と理解している。

(1)「以痛為輸」とは

「以痛為輸」は，『霊枢』経筋篇のなかで説明されている治療法であり，経筋病巣を治療する方法である。経筋病で痛みを発している経筋病巣（「以痛為輸」）に燔針（火針）を即刺即抜（燔針劫刺）する。火針は，想像するよりも意外に痛みは軽度であり，即効がある。

薛立功著『人体経筋循行地図』（参考文献5）によると，たとえば足太陽経筋（図 1-1）上には，足太陽膀胱経の穴位に「次」をつけた「大杼次」「風門次」「委中次」「環跳次」（図 1-2〜4, 13）などを提示し，治療点としている。このように示された部位は，経筋療法に用いられる治療点である。

筆者は，『霊枢』経筋篇のなかで述べられている「以痛為輸」という治療点（「結筋点」）はこのことを示しているのではないかと考えている。つまり関節周辺には，筋肉の起始部と停止部が腱によって付着しているため，力学的に筋肉に負荷がかかりやすい部位であり，障害を受けて痛みを発生しやすいのである。

また薛立功氏は，「筋結点」は関節周囲の筋肉の起始部と停止部にある圧痛硬結点で生理的反応点であり，「結筋点」は病理状態下での痛みの発生する部位であるとしている（図 1-14）。

臨床的には，しばしば関節周辺の痛みを訴える患者に遭遇するが，このような状態のときに火針は即効する。しかし，治療手段は火針にかぎらず，刺

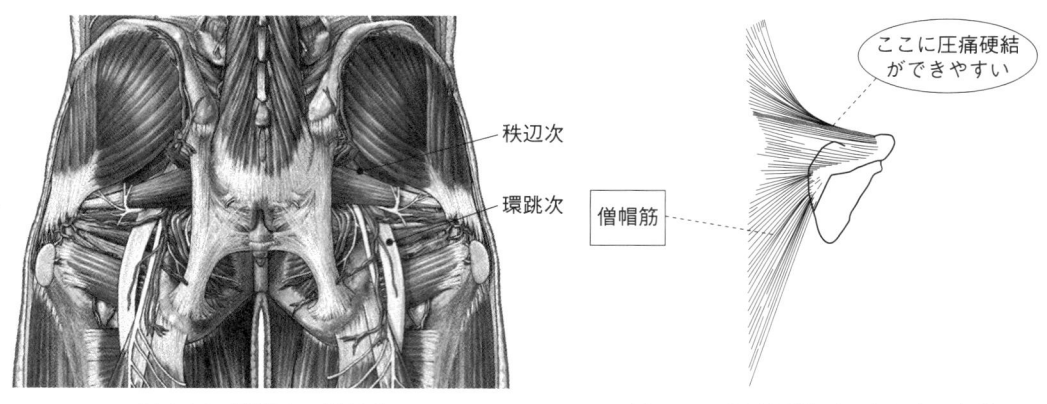

図 1-13　環跳次・秩辺次
（薛立功主篇：完全図解版・人体経絡循行地図.
人民軍医出版社，2010．p.23 の図より転載）

図 1-14　圧痛硬結ができやすい部位

針・皮内針・施灸でも効果は得られる。「経筋篇」では，「この治療手段（火針）が最も効果がありますよ」と示していると思われる。

（2）「阿是穴」とは

「阿是穴」は，『千金要方』のなかで，「痛みのある人で，痛みのある部位に指圧すると，場所が当たっていれば穴位に関わらず，『アア，そこだ』と言う。ここに灸や針をするとよく効く」と説明されている。いわば経外奇穴である。

痛みのある部位に刺激する点では，「結筋点」と共通している。いずれの部位にも，施灸，刺針や火針で効果がある。

以上のような理由はともかく，臨床的には同じ扱いをしてよい結果が得られる。両者を病理的反応点として理解してはどうだろう。

4 ◆ 東洋医学の治療手段

　針灸は東洋医学独自の治療手段である。疾患によっては特に現代医学より優れた効果を発揮する。長年の治療経験をもとに，具体的に，治療法，適応症，臨床例などを説明したい。

　針灸治療には，施灸・刺針・刺絡・火針・抜缶療法などのさまざまな種類の方法がある。いずれの治療法にもそれぞれ効果に特徴があり，症状に応じて使い分ける必要がある。各治療法の違いと特徴について「賀普仁氏の三通法」を通して述べる。

　賀普仁氏は，病気の原因や痛みは，気血の不通によって起こる（不通則痛）と考えている。「通じる」ことによって病気は癒されると考えているのである。

〈賀普仁氏の三通法〉
微通法（刺針・皮内針）：刺針によって経絡に弱い気血の通じが得られる。
温通法（施灸・灸頭針・火針）：温めることにより，気血の流れをよくする効果が得られる。
強通法（刺絡）：気血を強く疏通する効果が得られる。

　なお，筆者は自身の臨床経験から，火針は微通法・温通法・強通法を兼ね備えた最強通法と考えている。火針をすると皮膚に刺針し皮膚に穴を開けることになり，ときには出血することもある。また，熱した針を皮膚に刺すので熱刺激を与えることになり，火針した皮膚の周辺は発赤する。また患者は火針後に温かさを感じるからである。

1 刺針

　刺針療法に用いる針には，毫針（ごうしん）と皮内針がある。普通は毫針が用いられるが，慢性の病気で，刺針効果を長く効かせたいときには皮内針を用いる。治療する部位によって針の長短を調節する。

（1）刺針の効果

　刺針することによって，気血の流れを促し鎮痛効果が得られる。刺針は，運動器症候群（locomotive syndrome）・線維筋痛症・慢性疲労症候群，精神神経疾患の不安神経症・うつ状態などの「気」の病に優れた効果を発揮する。抗うつ剤のためかえって全身倦怠感が増悪している例もあるが，針灸治療ではこのようなことはない。

　わが国では高齢化に伴い，筋肉や関節に痛みを訴える人が多くなってき

た。また高齢者でなくても，運動による筋肉痛や関節痛，また捻挫や打撲（スポーツ傷害）にも，現代医学より即効性がある。

現代医学の治療に限界を感じた患者が，治療を求めて来院することが多いことを考えても，上記の疾患に対しては針灸治療が優れていると考えられる。

得気：経験的に，刺入後，捻針（ねんしん）や雀啄（じゃくたく）を行って一定の得気を得たほうが，治療効果が高いように思われる。ときには刺入部位より他方に響きが放散するときに，より効果が高い。しかし，患者によってはこの得気感を怖がる場合もあるため，刺入時に患者にどのように感じているかを確認しながら操作するとよい。

置針時間：術者によってさまざまなやり方があると思われるが，筆者は通常10～15分置針し，その間，タイマーをかけて5分おきに捻針を加え，刺激を高めるようにしている。

治療間隔：病状により異なるが，1日おきが好ましい。

（2）刺針方法と補瀉

刺針の仕方について，おもに下記の方法で行っている。

①置針（参考文献7）

置針には候気・調気・扶正祛邪・補瀉調節をする作用がある。

筆者は，刺針後，得気を得てから置針している。入針し，気が至らなければ，そのまましばらく待っていると得気を得られることが多い。また，捻針し得気を誘発すると，針先に重い抵抗が得られるが，このとき患者も重だるい感覚を感じているはずである（候気）。

得気を得てから一定時間（10～15分）置針することによって，調気・行気の作用を得ることができる。置針することによって，気機を調節し，気血の流れを改善し，正気を助けて邪気を取り去ること（扶正祛邪）ができるので，昔から置針は非常によく使われてきた。置針には補瀉を兼ね備え双方向性の働きがある（補瀉調節）。

筆者は，ほとんどの症例で置針を用いている。

②提挿補瀉法（ていそうほしゃ）

脳卒中の後遺症には，病状の軽重，発病してからの長短，筋肉の張力が硬いものや軟らかいものなどさまざまであるので，補瀉が必要である。通常は提挿補瀉法を用いる。筋緊張型の片麻痺には瀉法を，筋肉軟弱の筋弛緩型の片麻痺には補法を用いる。

刺針する際，刺入するときの手の力と刺入する強さで，針灸効果が異なると考えられている。

提挿補瀉法は，針体を押し入れる（下挿），引き上げる（上提）という互いに対立した一連の操作を行う際に，力の入れ方に軽重の区別をつけて行う

針灸手技である。
瀉法：針体を押し入れるときには軽く力を入れ，引き上げるときにはゆっくり動かして，強く引き上げるのが瀉法である。筋緊張型の片麻痺に用いる。
補法：針下に得気を得てから針体を押し入れるときには強く，針を引き上げるときには軽く力を入れるのが補法である。筋弛緩型の片麻痺に用いる。

(3) 刺針時の注意点

立位や坐位で刺針すると，ときに患者は顔面蒼白になり，めまいや吐き気，「気分が悪い」などと訴えるときがある。特に後頭部に刺針したときにこのような現象が起こりやすい。

このようなときには，急激な迷走神経刺激状態が起こっており，急激な血圧低下・脈拍数の減少・呼吸数の減少が起こっている。術者には心配で不安な出来事だが，患者には生命の危険はないようである。

このときの処置は，身体を横にし，枕を外して頭を低くし，大きな呼吸をさせて患者に不安を与えないように声かけをする。救急用の刺針方法もあるが，以上のような処置をしている間に患者の状態は落ち着く。

しかし，患者を寝かせて刺針するようになってからは，このような事故はまったくなくなった。刺針するときには必ず伏臥位，仰臥位や側臥位にして行うとよい。

適切な方法で刺針している限り，刺針自体はきわめて安全であるが，この脳貧血だけが唯一の注意事項である。もちろん，内部に肺のある胸部に刺針するときに気胸を起こさないように注意するのは当然のことである。

2 施灸・灸頭針

施灸や灸頭針（図 1-15）は，経絡を温める温熱効果によって気血の流れを改善することで，鎮痛効果が得られる。寒証の病気や症状に対して温通効果が得られる。現代医学には寒熱の概念はない。しかし，東洋医学では多く

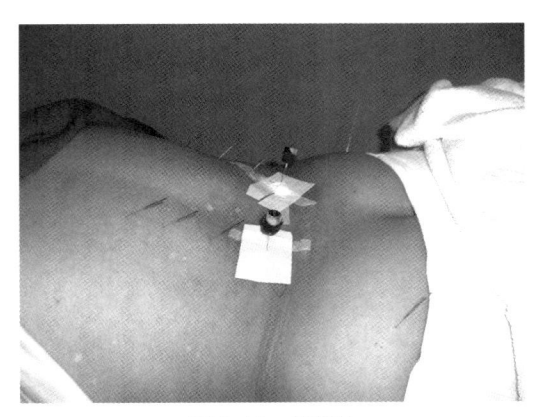

図 1-15　灸頭針

の病気が「寒さ」や「熱さ」のために起こっていると考え，その原因を取り去る手段を治療法としている。

施灸や灸頭針には，気血を温めることによって気血を通じさせて病気を治す働きがある。病気は，身体の冷えのために気血の流れが障害されて起こっていることも多い。自覚的に冷えを感じている場合もあるが，自覚症状に乏しい例では，他覚的に冷えを察知する。その診断手段としては，脈診では沈遅，舌診では白く赤みがない，腹診では手で触れたときの冷感や腹筋の無力感，下腹部の臍下不仁などを参考にする。

3 刺絡

刺絡とは，穴位または病んでいる局所から直接瘀血を排除し，気血を強く通じさせる手段である。

(1) 刺絡の目的

刺絡とは，澱んで循環しない瘀血を除去し，全身の気血のめぐりをよくする治療法である。瘀滞していた末梢性静脈の流れが改善されるため，障害されていた部位の痛みや機能不全が急速に改善される。

ほかの刺針療法でも効果がはっきりしないときや，瘀斑や細絡がある場合は刺絡することによって劇的な効果が得られる。

刺絡は，末梢性静脈系うっ血を取り去る手段である。現代医学では動脈系の循環不全を改善しようとするが，東洋医学では末梢の静脈のうっ血を改善することによって血流をよくしようとしている。

この違いを「交通渋滞」にたとえてみよう。たとえば，東京都内で交通が渋滞しているとしよう。現代医学では，都内に入る道路に相当する動脈に注目し，その流れを改善しようとする。一方，東洋医学では，都内で停滞している車を早く都外に流れるように配慮しようとする。

それぞれの時代の技術力に応じて，なんとか病気を治そうと努力している。両方の手段を用いれば，より血流はよくなるが，考え方の違いがおもしろい。

(2) 刺絡の臨床効果

運動器疾患の最大の苦痛は痛みと機能不全である。刺絡することによって現れる最も著しい効果は止痛効果が得られることである。鎮痛作用のほかに，さらに以下のような効果が得られる。

①止痛作用（痛みを取る）
②消腫作用（浮腫を治す）
③治麻作用（麻痺を治す）
④止痒作用（痒みを取る）
⑤血管を拡張させ，微小循環を改善させる。
⑥井穴刺絡は全身病を治す働きがある。

（3）刺絡に用いる道具と使い方

刺絡の手技を具体的に説明する。以下の方法は，筆者が毎日の診療のなかで考え出した方法である。

三稜針は一般的に使用されている刺絡のための道具であるが，筆者は三稜針以外に，これまでの臨床経験から工夫して採血用穿刺器と注射針を使用している（図1-16）。

採血用穿刺器は，糖尿病患者が血糖を測定するために使用するものであり，一般の人々が毎日の血糖測定のために使用するよう薬局で販売されており，鍼灸師の方々が使用してもいっこうに差し支えない。

筆者がある講演で採血用穿刺器を使用して刺絡する方法を説明すると，後日その便利さに感謝されたことがある。痛みがほとんどないため，井穴刺絡や手足の末梢の痛みに敏感な部位への刺絡に適していると思われる。最近では，1人に1回だけしか使用できないディスポーザブルタイプの採血用穿刺器の針が発売されている。

また注射針は，細絡や限局した血絡を狙い撃ちするのに適している。注射針の使用に関しては，出血させることに変わりはないが，鍼灸師の方が抵抗を感じるなら，太めの毫針，または針先の小さな刺絡針を使用するとよい。

①刺絡のための道具

筆者が刺絡する道具としては，バネ式三稜針・毫針・注射針・血糖測定のために用いる採血用穿刺器（図1-16）・抜缶用の吸引器（図1-17）・梅花針（セイリン㈱製小児針）（図1-18・19）を用いている。そのうえ，陰圧で血液を吸引（抜缶）するために吸角がときに必要である。また感染予防のためにゴム手袋が必要である。

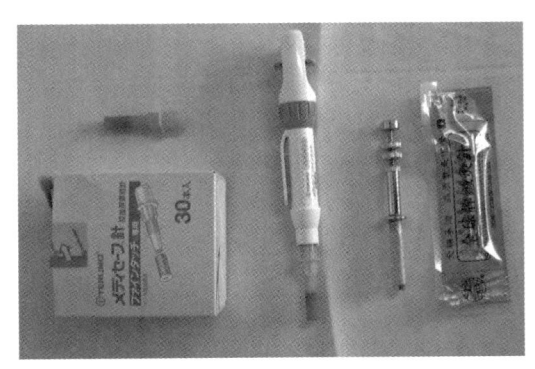

図1-16 刺絡に用いる道具
（左から）穿刺針と血糖測定用の採血用穿刺器（テルモ㈱製），バネ式三稜針，毫針

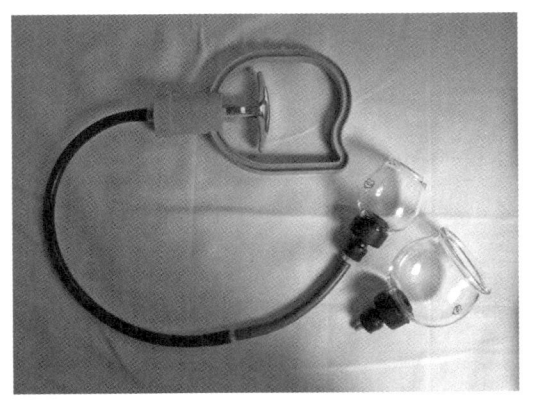

図1-17 抜缶用手動吸引器と吸角

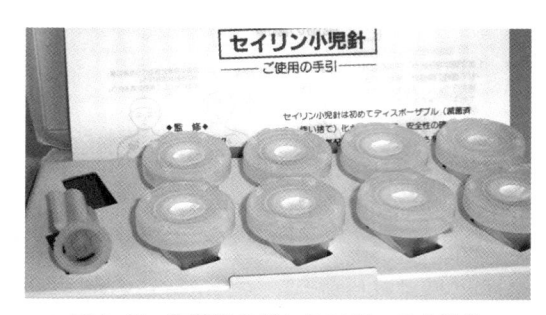

PART 1　なぜ運動器疾患に針灸治療なのか

図 1-18　梅花針の代わりに用いる小児針
　　　　（セイリン㈱製）

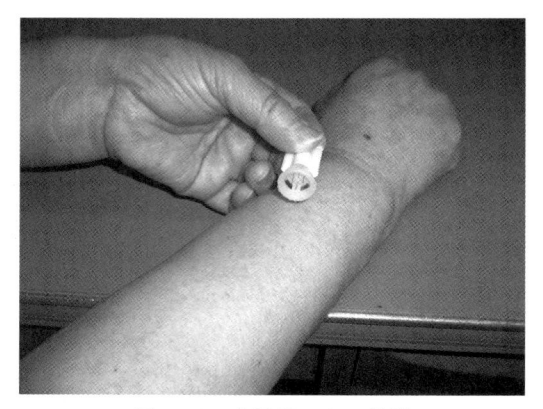

図 1-19　小児針による散針

②刺絡の方法

　刺絡に関する中国の医学書には，刺絡の方法にさまざまな名称が付けられて分類されているが，それらのなかで実用的なものだけを紹介する。筆者の刺絡の方法は，刺絡する部位と状況により道具を使い分けて，具体的に下記の要領で行っている。

ⅰ．バネ式三稜針

　病んでいる経脈上の穴位にも使用する（図 1-20 ～ 23）が，広範囲に存在する瘀斑や瘀血領域にも用いる。特に手術痕の瘀血領域，広範囲の帯状疱疹やその後の神経痛，捻挫や打撲では疼痛部位や腫張した部位など数カ所に用いる。

　瘀斑や細絡の密集する部位に刺絡するときには，三稜針で散発的に，または梅花針（セイリン㈱製小児針）（図 1-18）で刺絡した後に抜缶する。この梅花針は使い捨てになっているので，感染の心配はない。胸背部の発赤腫脹部位や炎症の周囲，ケロイドの痛みなどには，中心部や周囲に乱刺し，吸角によって陰圧で瘀血を吸引する。

ⅱ．採血用穿刺器による刺絡

　用具は，糖尿病患者が血糖測定のために用いる採血用穿刺器を使用する。使用時に痛みはほとんどなく，一般の患者が日常用いているので操作も簡単である。そのうえ，針先は1回のみ使用の使い捨て（ディスポーザブルタイプ）になっているので，感染の危険もない。

　手足の末梢部の井穴（図 1-24 ～ 26）や十宣（奇穴）の刺絡などに用いても，痛みをほとんど感じさせずに治療できる。また帯状疱疹に用いられる龍眼（奇穴）や，眼疾患などに用いられる耳尖（奇穴）など，手足の指の末梢の敏感な部位に用いるのにも適している。

　刺絡後，血液を4～5滴，手で搾り出す。筆者の診療所では，採血用穿刺器を用いて行う刺絡を，便宜上「ペンシル刺絡」と呼んでいる。

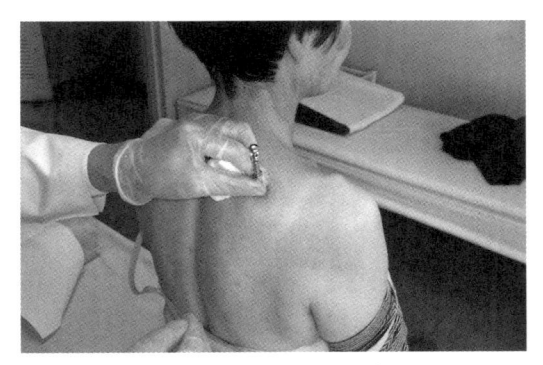

図 1-20　刺絡の手順①

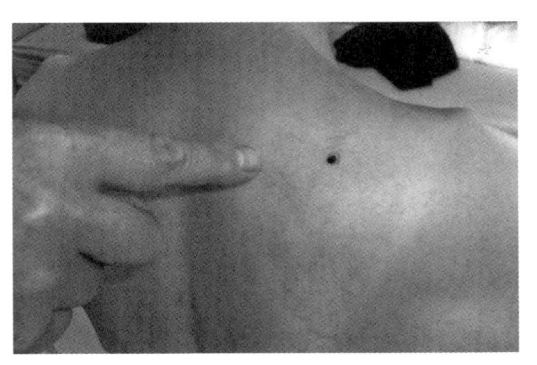

図 1-21　刺絡の手順②

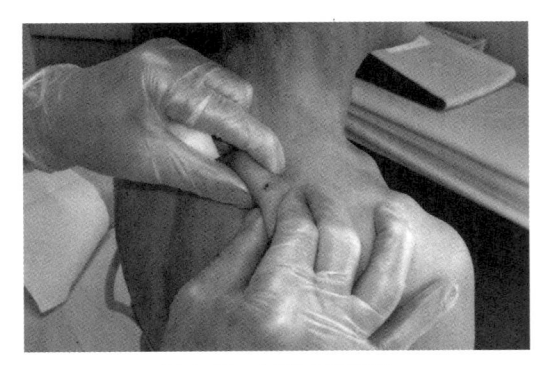

図 1-22　刺絡の手順③

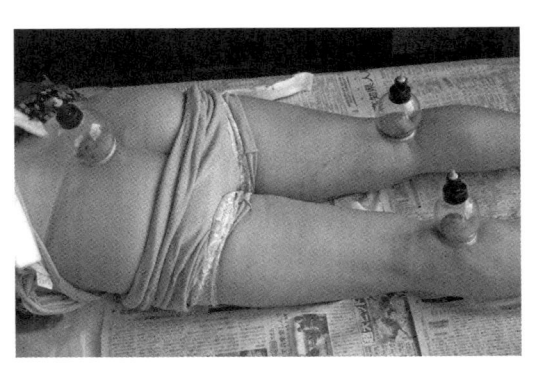

図 1-23　刺絡の手順④

iii．注射針による刺絡（図 1-27）

　注射針は，肉眼で見える細絡を狙い撃ちするときに用いる。特に腰部・膝関節部・背部などで，小さな細絡を選択的に刺絡できる利点がある。刺絡後に抜缶して瘀血を吸引する。小さめの三稜針でも試してみたが，注射針のほうが細絡を選択的に刺すことができるので，刺針時に多少の痛みはあるが，細絡を正確に刺す目的には注射針が一番適している。

iv．蜜刺法

　梅花針（ディスポーザブルタイプの小児針を使用すると感染の危険がない）（図 1-18・19）を用いて，皮膚を直接たたいてわずかに出血させ，その部位から抜缶する。湿疹や皮膚炎，尋常性乾癬，虫刺され，帯状疱疹後の痛みや痒みなど，皮膚疾患の局所に用いると痛みや痒みが取れ，回復が早まる。

v．遠刺法

　経脈上の穴位，十二井，耳尖・十宣・龍眼（奇穴）など，遠隔部位の穴位を取って全身に効果を及ぼす治療法である。経脈上の穴位としては委中・曲沢・少商などが常用される。

　用いる道具としては，中枢に近い部位は痛みが少ないため三稜針や注射針を用いる。身体の末梢部は敏感で痛みがあるため，血糖測定のために用いる

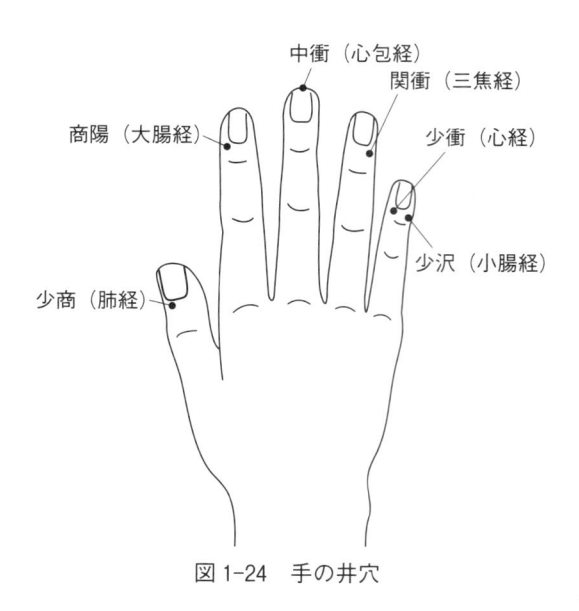

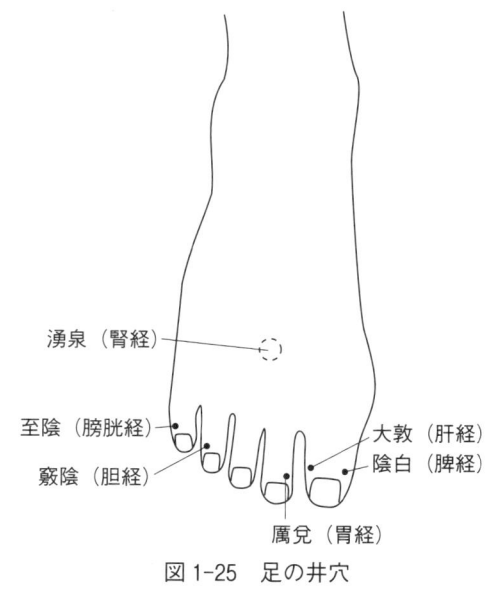

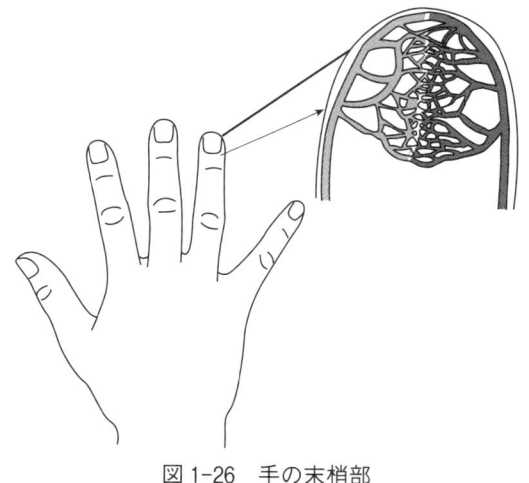

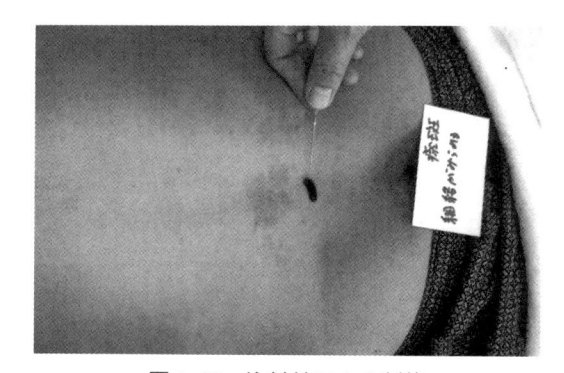

PART 1　なぜ運動器疾患に針灸治療なのか

図 1-24　手の井穴

図 1-25　足の井穴

図 1-26　手の末梢部

図 1-27　注射針による刺絡

採血用穿刺器を用いるか，普通の毫針で刺針し抜針するときに血液を絞り出すとよい。特に太陽（奇穴）など顔面に刺絡したときには，手で血液を搾り出すと皮下の内出血を起こさなくて済む。

　以上の刺絡方法を組み合わせて，疾病に応じて使い分ければ優れた治療効果を得ることができる。刺絡することにより，静脈系の微小循環が改善され，瘀血が減少し，全身の血流も改善されるので，それが治癒機転を促進し，結果的には症状を取り去り，病気の回復を早める。

（4）刺絡はどこに刺すのか

　障害を受けている経脈上の穴位，または被患部位に取穴する。たとえば足太陽膀胱経の腰痛がある場合には，委中（図1-23）に刺絡抜缶すると即効する。

　また，井穴刺絡は手足の指の末端（図1-24・25），奇穴としては耳尖に刺絡して眼疾患の治療に用いたりもする。

遠位取穴：病位と離れた部位に取穴する。
- 循経取穴。五輸穴（井・榮・輸・経・合）を使用することが多い。特に合穴（尺沢・委中），手足の指先の井穴。
- 体幹部分の臓腑の穴位
- 奇穴（太陽・龍眼・十宣・耳尖など）

近位取穴：病位の周辺に取穴する。

　局所の異常部位。細絡や瘀斑，疼痛部位，帯状疱疹の疼痛部位，湿疹部位，圧痛硬結や腫瘤，化膿創など。

4　火針

　火針は，針灸治療のなかでも最も強力に気血を通気する治療手段（最強通法）である。火針は，刺針効果・温熱効果・刺絡効果を同時に得ることができる。陽気を最も動かすことができる治療法である。この現象は，実際に自分の身体に火針を刺すと，火針後にポカポカと身体が温かくなり，身体のなかを陽気がめぐっている感覚を体感することができる。

　筆者は，普通の治療手段で効果がないときに，火針を使用するようにしている。『霊枢』経筋篇において説明されているように，最も痛みを感じる部位に，熱した火針用の針を即刺即抜すると即効がある。

（1）火針の臨床効果

　火針の臨床効果は下記の通りである。

①扶正助陽・温通経絡の作用

　正気を高めて，経絡を温め，気血の通じをよくして病気を治す。

②頑固な経筋病（関節痛・筋肉痛）を治す

　頑固な関節痛や筋・関節の拘縮は，刺針のみでは効果が少ないが，火針は一段と強い効果が得られる。

　火針には強い鎮痛効果があり，痒みも取れる。また帯状疱疹の痛みや痒みにも即効する。

③半身麻痺を治す

　片麻痺のある部位は通常「冷たく」なっている。こんな場合に，熱をもった火針は効果がある。経絡を温通させて長期間の拘縮を軽減する。効果の発現は緩慢であるが，機能訓練と灸頭針，火針も併用すると徐々に回復する。

麻痺側の関節周辺の圧痛硬結点（筋の起始部や停止部）に取穴すると，可動域が広がり運動痛が取れる。

④熱を用いて熱を取る

火針すると皮膚に穴を開けて，瘀血や湿邪，余分な熱を排出できる。たとえば，化膿部位は熱をもっているが，火針すると熱邪を排出できる。

（2）火針の手技

『霊枢』経筋篇に述べるように，経筋病で痛みを発している経筋病巣（「以痛為輸」）に，火針（燔針）を即刺即抜（刼刺）する。

アルコールランプを用いてタングステン製の火針用の針を赤く熱し，疼痛部位にすばやく刺入し，すばやく引き抜く（図1-28 〜 30）。意外に痛みは少ない。火針後，ただちに鎮痛効果が得られる。

筆者は，あらゆる部位の頑固な関節痛で，しかも限局された疼痛部位があるとき，好んで火針を使用する。たとえば，膝関節痛・肘関節痛・肩関節痛・腰痛などである。

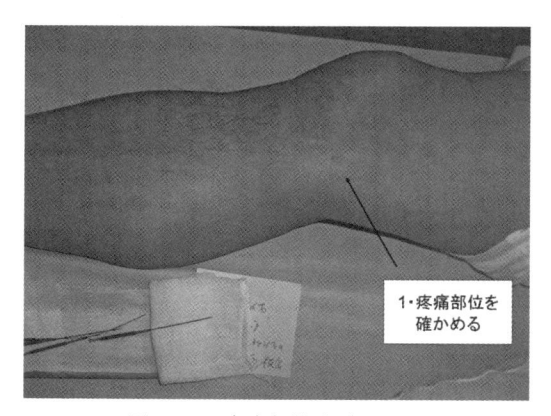

図1-28　疼痛部位を確かめる

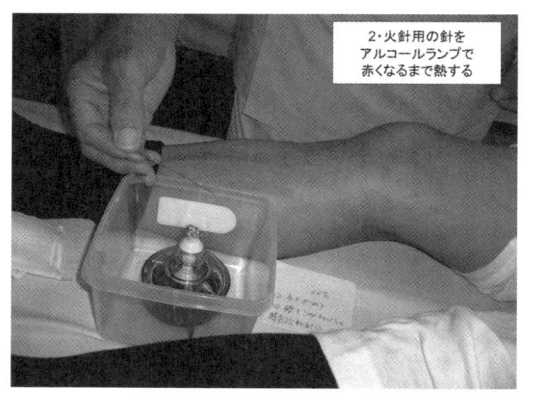

図1-29　針を熱する

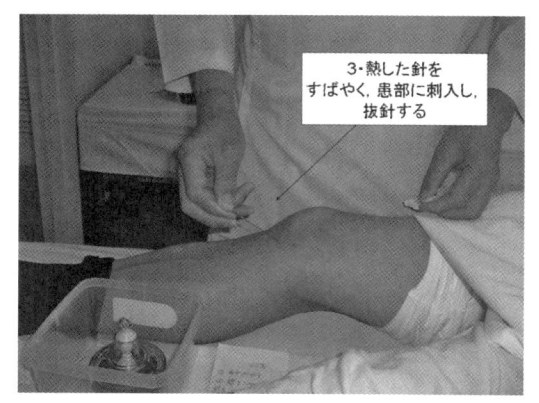

図1-30　熱した針を患部に刺入し，抜針する

4．東洋医学の治療手段

5 抜缶療法

抜缶療法は民間療法として発達した治療法である。あらゆる部位の関節痛や筋肉痛などの運動器疾患に罹ったとき，自分で治療できる利点がある。経絡を利用した抜缶療法もあるが，最も簡単なのは，疼痛部位に直接，陰圧吸引するやり方である。

（1）器具の種類

最近ではガラスやプラスチック製材で作られた吸角（**図 1-31**）が用いられている。プラスチック製のほうが落としたときに割れないので安全で安心して使用できる。吸角の直径は 1〜5 cm の物を用いるが，吸引する部位に応じた大きさの吸角を使用する。筆者の経験では，直径に関わらず，**図 1-32・33** を用いて陰圧吸引すると，適切な効果が得られる。陰圧の程度は当初は 30mmHg から次第に増圧し 50mmHg ぐらいにするとよい。あまり高圧で吸引すると痛みを生じ，また水疱ができやすくなる。

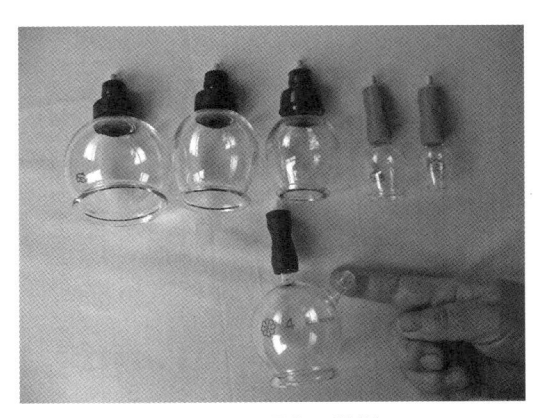

図 1-31　吸角の種類

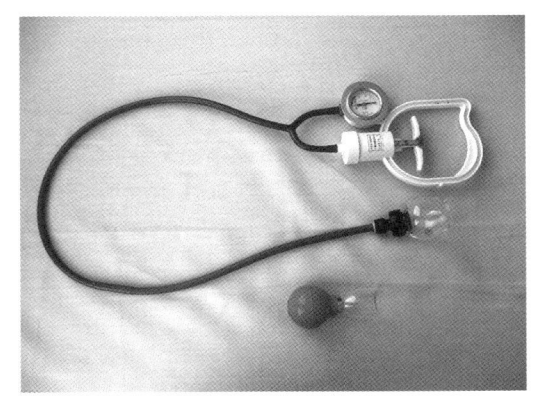

図 1-32　手動式陰圧吸引器

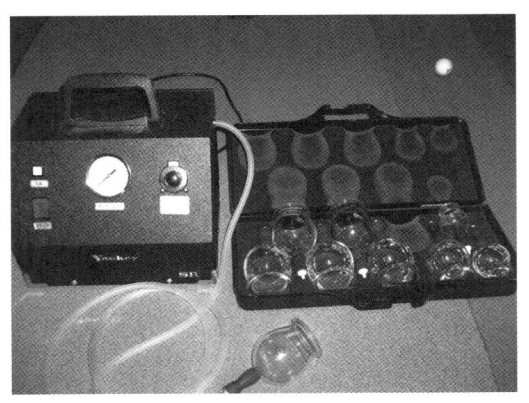

図 1-33　自動式陰圧吸引器

(2) 抜缶方法

抜缶には，さまざまな方法が用いられているが，大別すると，①抜缶単独で用いる方法，②針灸治療（刺針・刺絡）と併用して用いる方法がある。

以下のような抜缶方法を，抜缶場所と身体の状況に応じて使い分けるとよい。

①単独抜缶法（図1-34・35）

1カ所または数カ所に抜缶する。抜缶して一定時間（5～15分），一定の陰圧（30～50mmHg）で留置する方法（留缶法）である。抜缶療法においてしばしば用いるやり方である。

②針灸治療（刺針・刺絡）と併用して用いる抜缶法

刺針抜缶法：いったん刺針し一定の刺激を与えたのち，抜針しその痕に抜缶する。または刺針したのち，針を置針したまま，そのうえに留缶する方法（図1-36）である。風湿熱病に多用し，湿熱の邪を除去する。あらゆる疾患の関節痛や，打撲などで熱をもち腫れている部位に使用することが多い。一般に，刺針単独よりも同一部位に刺針と抜缶を併用したほうがより効果が高い。

刺絡抜缶法：治療部位に毫針，梅花針などでわずかに出血させて留缶し，瘀血を取り去る治療方法である（図1-37～40）。瘀血がある例では著効がある。この場合，抜缶するのは古血を吸い出すために用いる意味もある。また関節リウマチなど，関節部の症状の増悪，背部や腰部の細絡，関節周囲の細絡，下腹部の瘀塊などに用いるとよく効果がある。

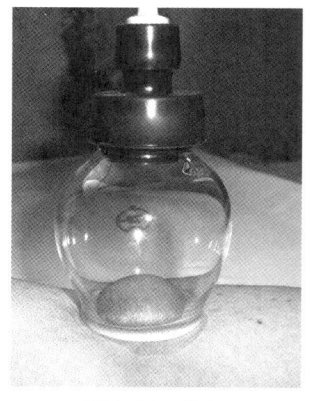

図1-34　抜缶

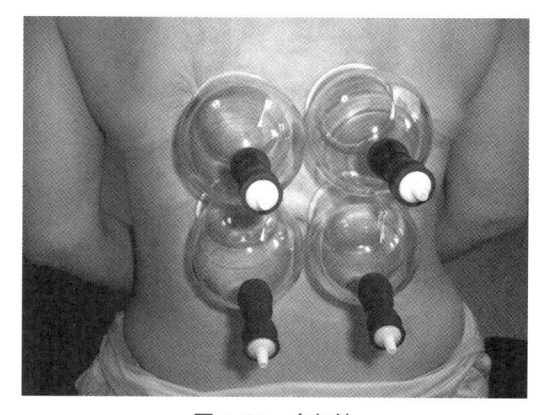

図1-35　多缶法

4．東洋医学の治療手段

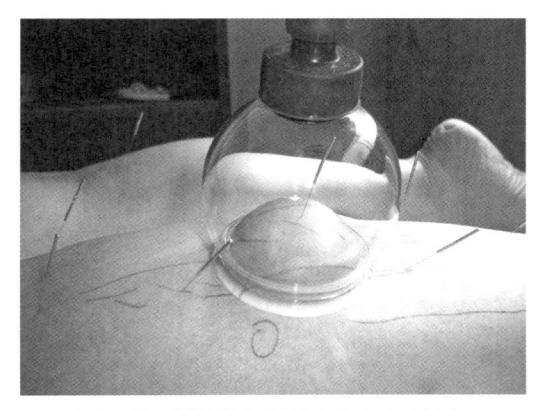

図1-36　腓腹筋に刺針したままで抜缶

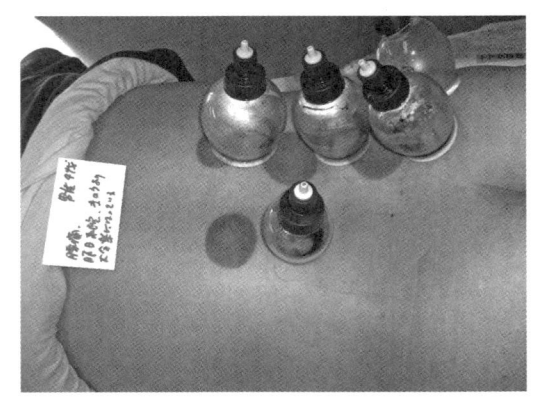

図1-37　圧痛硬結と阿是穴を参考にして刺絡し抜缶した

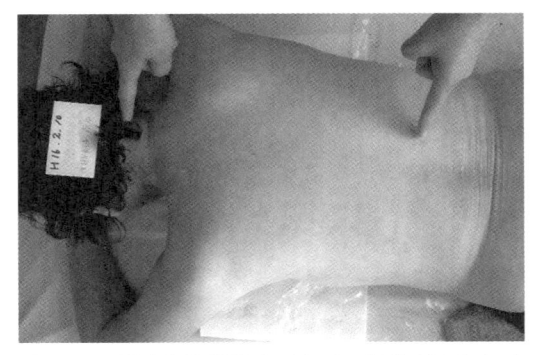

図1-38　腰痛と後頸部痛があり，細絡がみられる

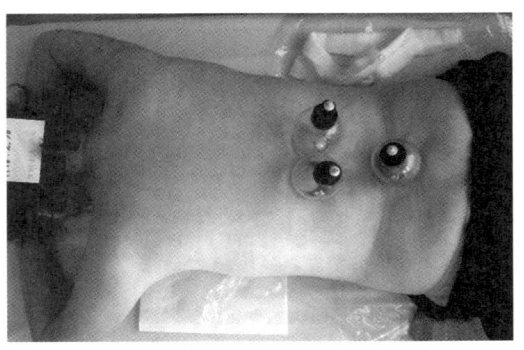

図1-39　刺絡し，抜缶すると瘀血は排出され症状は軽減する

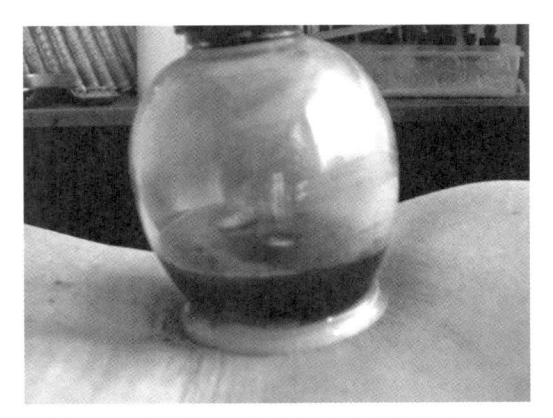

図1-40　腰部からは大量の瘀血が排出された

（3）吸角を装着するときの注意点

　高齢者などで皮膚が乾燥している人は吸角が外れやすい。この場合はワセリンなどの油性の軟膏を塗って吸着させると付きやすい。

　また，あまり長時間の陰圧吸引すると，水疱を起こす場合がある。吸引時間は 15 〜 20 分，陰圧は 50mmHg までを目安とする。もし水疱ができても破れないように保護してやれば，2 週間程度で自然に吸収される。

PART 2

運動器疾患の針灸治療の実際

治療各論に入る前に

　東洋医学では，風・寒・湿の邪が合併して経絡を犯したもので，痛みや関節の運動障害などが生じたものを特に「痺証（ひしょう）」と呼んでいる。「痺」には，「気血の流れが，閉じ阻（はば）まれて不通になる」という意味がある。
　針灸治療には気血の流れをよくして，不通を通じさせる効果がある。
　当然のことであるが，治療にあたっては，まず全身の弁証を行い，ついでその疾患の治療に移るとよい。
　関節疾患は往々にして，疲れたとき・冷えたとき・湿気のあるとき・気候の変化があるときなどに疼痛がひどくなる。このように受傷した外邪の種類によって，風痺・寒痺・湿痺・熱痺に分けられている。
　これらの状態の治療原則は，以下のとおりである。

風痺：症状としては，疼痛部位が移動する傾向がある。治療方針は，風を散らし絡を通す。取穴は，風池・膈兪・血海・太衝を加える。

寒痺：症状としては，冷えると痛む傾向がある。治療方針は，経を暖め寒を散らす。取穴は，腎兪・関元を加える。

湿痺：症状としては，関節周囲が腫れて痛む傾向がある。治療方針は，湿を利し（取り除き）絡を通す。取穴は，足三里・商丘・三陰交を加える。

熱痺：症状としては，関節部位に熱をもち，ときには発赤することがある。治療方針は，熱を清し（さまし），湿を利し（取り除き）絡を通す。取穴は，大椎・曲池・合谷を加える。

　運動器疾患別の針灸治療の説明は，まず運動器疾患が全身に及んでいる場合について，ついで各部位の運動器疾患の治療法とその治療例を述べる。
　運動器疾患についての説明は，日常遭遇することが多い頻度の順番に掲げた。

1. **全身に運動器の異常が及んでいる疾患**
   ①関節リウマチ
   ②線維筋痛症
   ③慢性疲労症候群
   ④顎関節症
   ⑤脳血管障害による片麻痺

2. **各部位の運動器疾患**
   　針灸治療の対象になる疾患は，全身の筋肉痛・関節痛を伴う疾患のすべてである。
   　運動器疾患のなかには，骨や関節に器質的異常がみられる場合と，異常がみられない場合がある。当然，器質的異常のない場合のほうが針灸治療の効

果は顕著であるが，椎間板ヘルニアや変形性腰痛症のように器質的異常のある場合でも，意外に針灸治療により鎮痛効果がみられる場合が多い。器質的異常は針灸治療で異常部位が改善されるわけではないが，かなりの期間，鎮痛効果が続いている。

以下の「運動器疾患」の針灸治療について説明する。

①腰臀部痛を来す運動器疾患（ぎっくり腰・坐骨神経痛・腰筋労損・仙腸関節炎）
②頸部の疾患（肩こり・寝違い・頸椎症・肩甲間部のこり）
③膝関節痛
④肩関節痛
⑤肘関節痛
⑥顔面部の疾患（三叉神経痛・顔面神経麻痺）
⑦胸部の痛み
⑧股関節部の疾患（股関節部痛・変形性股関節症・大腿骨頭壊死）
⑨上肢の疾患（上腕痛・手背部の発赤腫脹と痛み・ばね指）
⑩下肢・足部の疾患（糖尿病による下肢壊死・スポーツ傷害・痛風による関節痛・腓腹筋痙攣・下肢内側痛・踵痛・足背の腫痛・足底痛）

1. 全身に運動器の異常が及んでいる疾患

1 ◆ 関節リウマチ

　東洋医学では，関節リウマチは，風湿熱が全身に移動する関節疾患（風湿性関節炎）と捉えている。風・湿と熱や寒の邪が，多発性・対称性・遊走性に四肢の大きな関節を犯し，次第に小関節も障害させる傾向がある。

　「風(かぜ)」は，風のように病態が変化，移動する様であり，「湿」は，余分な液体が関節に溜まることをいっている。また，「熱」のために気血の流れが障害されて，その結果，関節の周囲が腫れあがって痛む。

　このように，東洋医学では現代医学の病名にこだわることなく，いずれの関節でも全身的に同じ病態として捉えている。たとえば，急性膝関節炎は膝関節の風湿熱の邪によって起こった病態である。

　関節リウマチが遷延化すると，患者は虚に傾くので，このための対策が必要になってくることもある。

1 治療方針

　本症の治療方針は，行気活血・温通経脈・疏風散寒（熱）祛痛である。経脈の気血をめぐらせ，経脈を温めて流れをよくすることによって，風・寒・湿を散らすと関節痛は治ってくる。

　患者は，それぞれ病状も異なるので，東洋医学の診断方法に従って病状を観察し，それに対する治療を行う。

　すべての患者に一様にはいかないが，関節リウマチの治療に共通して効果が得られる取穴法を「主穴」として示した。さらに，関節リウマチ患者は転々と移動する関節痛を訴えるので，必要に応じて疼痛部位に取穴する穴位を「補助穴」として示した。

　こうした針灸治療で，これまでステロイド療法を受けていた患者でもステロイドからの離脱ができ，患者の「生活の質」（quality of life：QOL）を大幅

に改善させることができる。現代医学からは想像できないような効果を得ることができる。

さらに，本疾患は慢性に経過し長期間に及ぶ治療が必要となるので，患者との信頼関係が大切である。針灸治療は関節痛に対して比較的速効する鎮痛効果があるので，「この治療は効果がある」という患者の信頼感を得られやすい。

2 治療穴

(1) 主穴

①大杼

位置：背部，第1胸椎棘突起の下，両傍1.5寸。

操作：両側に取穴する。毫針を用い，大杼に0.8～1寸直刺し，強く捻転手技を数分用い，置針する。

解説：大杼は足太陽膀胱経の穴位であるが，同時に八会穴の1つ「骨会」でもある。『奇経八脈考』（東洋学術出版社）によれば手足の太陽経，督脈と少陽経の会穴でもある。本穴には，清熱散風・降逆舒筋の作用がある。また強健筋骨の作用があり，いっさいの骨病を主治し，特に脊柱の骨病変に効果がある。

コメント：関節リウマチの患者で針灸治療を行っている症例である。「右足関節に浮腫と痛みがあり，正座できない」と言うので，両側の大杼に1寸ほど直刺し，上記の手技を行ったところ，治療直後に完全に正座できるようになっていた。患者は「あれあれ！」と不思議がっていた。

治療のポイントは手技で，効果に大きく影響する。筆者は関節リウマチの患者には必ず大杼にも刺針するようにしている。大杼には，このほかに咽頭痛を治す作用もある。

本穴だけで，全身の異常が完治するわけではないので，本穴を主穴にし，身体各部位の異常には，補助穴として適宜選穴するようにしている。

②大椎

位置：背部の正中線上で，第7頸椎棘突起の下の陥凹部。

操作：全身が重だるく，しびれ感があるものには施灸，または灸頭針で温める。命門と局所の圧痛点も施灸するとより効果がある。

解説：大椎は督脈の穴位であり，手足の三陽経の会である。本穴には風邪を皮膚から発散させ（疏風解表・散寒），また余分な熱をさまし陽気を通じさせる（清熱通陽）作用がある。大椎は全身の陽経に通じているので，ここを温めることにより，風湿に対しては全身性の温通効果がある。全身の経絡が疏通すると疼痛や浮腫も自然に消退する。

③風府（または風池）

風府の位置：後頭部の正中線上で，後髪際の真上1寸。両側の僧帽筋の間の陥凹部中。

風池の位置：胸鎖乳突筋と僧帽筋の上端の間の陥凹部。風府の両側。

操作：風池は風府に向けて横刺する。補法を施し，毎回20〜30分置針する。局所には刺針あるいは灸頭針を用いて温通してもよい。風府を用いる場合は直刺し得気を得て，20〜30分間置針する。

解説：風府は，字の如く，風邪が集合する所（府）である。足太陽膀胱経・陽維脈・督脈の会穴である。いっさいの風邪を主治する作用がある。

風池は，足少陽胆経・陽維脈の会穴である。風邪が停滞するところであり，中風による片麻痺も治す。

④腎兪

位置：第2腰椎棘突起下の両側1.5寸。

操作：補法を施し，毎回20〜30分置針する。局所には刺針あるいは灸頭針を用いて温通する。刺針は隔日または週に2〜3日施行するのが望ましい。

解説：腎兪は「腎を治するところ」で，腎経の兪穴なので腎経の異常を治す働きがある。身体を消耗しているほとんどすべての患者に用いてよい。

⑤次髎と大腸兪

次髎の位置：上後腸骨棘を探り，その内下方3分のところの圧痛点で，ここを指頭で強く押すとグリグリした硬結に触れ，同時に下肢に響く圧痛がある。

次髎の操作：0.7〜1寸直刺する。捻針を加えると下腹部全体または下肢に響きがある。

大腸兪の位置：第4腰椎棘突起下の両側1.5寸，腸骨の最上端を結ぶヤコビー線上にあるのでわかりやすい。

大腸兪の操作：1〜1.5寸直刺し捻針すると下方に響きがある。施灸してもよい。

解説：次髎と大腸兪は，ともに足太陽膀胱経上にあるが，次髎と大腸兪の組み合わせの応用範囲はきわめて広く，全身の関節痛はもちろん，下腹部の疾患すべてに効果がある。次髎に灸頭針または施灸すると温通作用があり，手足が温かくなり気血のめぐりがよくなる。また次髎はすべての泌尿器科疾患，坐骨神経痛にも効果がある。

（2）補助穴

本症は，全身の関節が犯される可能性があるので症状により異なるが，局所の疼痛部位には下記の穴位を使用する。患者の指摘する「病的反応点」も大事な治療部位である。

①上肢痛：曲池・外関

②下肢痛：環跳・陽陵泉・委中・飛揚
③後頭部痛：頸部の夾脊穴
④背部痛：背部の夾脊穴と，脊柱起立筋上の圧痛硬結部位（多くは足太陽膀胱経上）
⑤肩部痛：肩髃・肩髎・肩貞（以上の3穴は後述する肩三針とほぼ同じで，肩関節痛によく用いられる）
⑥肘関節痛：曲池・曲沢・少海（心経）
⑦前腕痛：陽池・陽谷（小腸経）・陽谿（大腸経）・大陵
⑧腰仙骨部痛：八髎（特に次髎）・関元俞と秩辺
（関元俞は，散風活血・培補元気の作用があり，虚損性の疾患を治す）
⑨股関節部痛：環跳・承扶
⑩膝関節痛：鶴頂・丘墟・崑崙・太谿

（3）その他

①阿是穴（あぜけつ）

本症の関節痛はときにより移動するので，腫脹と疼痛のある部位に，その都度，皮内針，刺針または火針を施行する。

②瘀血があれば刺絡する

一般的に難病には必ず瘀血が絡んでいるので，疼痛のある部位の近くの細絡に刺絡すると痛みや浮腫は急速に改善する。また瘀血による全身の気血の流れを改善するため，井穴刺絡を週に1回ほど施行すると全身の疼痛の改善がみられる。

③冷えがあれば灸頭針

冷えがあれば灸頭針または施灸する。

治療例　関節リウマチ

症例：○井○子，68歳，女性，2008年3月15日初診

主訴：全身の関節痛

経過：病歴は古く4年前から整形外科で治療中である。初診時には「全身の倦怠感と関節痛のため生きているのが辛く，毎日仏様に早く迎えに来てくださいと祈っている」と言っていた。
ほぼ全身の関節に浮腫と疼痛があり，歩行もゆっくりとしか歩けなかった。

所見：全身は痩せているが，各関節部位は腫大している。腹診でも腹筋は無力で臍下不仁（腎虚）がみられる。脈は数浮，舌は胖大，歯茎はどす黒く瘀血がみられる。

診断：風湿性全身関節炎

治療：主穴として大椎・大杼・風池・腎俞・次髎と大腸俞・胃俞に刺針。また，補助穴として手関節・腰部・膝関節周辺の疼痛と浮腫に刺針を試みた。
数カ月間，刺針・刺絡・火針などをその都度必要に応じて治療し，今では手足の関節痛と浮腫，腰痛があるが，製材業を手伝えるま

でに回復している。

その後，経過中に，一度も抜缶療法（**写真❶～❹**）を行ったことはなかったが，はじめて抜缶してみたところ，抜缶療法の結果は非常によく効いたとのことであった。改善の詳細は，「今までは，毎朝手足が重くいつも前屈みになって歩いていたが，抜缶療法後，自然に起きられるようになった」と言う。関節リウマチ特有の「朝のこわばり」が軽くなったようである。

次の受診時，希望により抜缶した。抜缶直後，「すごく調子がよい。手足の関節も軽い」と言って帰っていった。抜缶療法は，自宅でできるので，このような慢性疾患には便利な治療法である。

その後，1年ぐらい治療を続けていたが，最近は症状も軽減したので，治療を中止している。

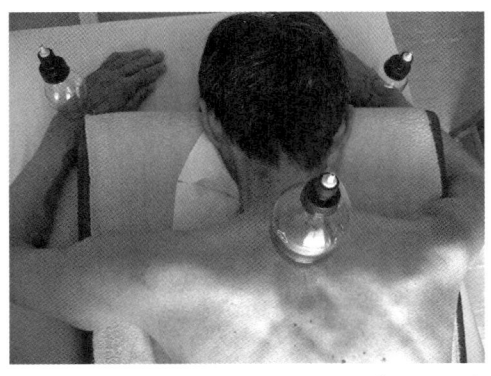

❶ 大杼，大椎に抜缶。抜缶するだけでずいぶん鎮痛効果が得られる

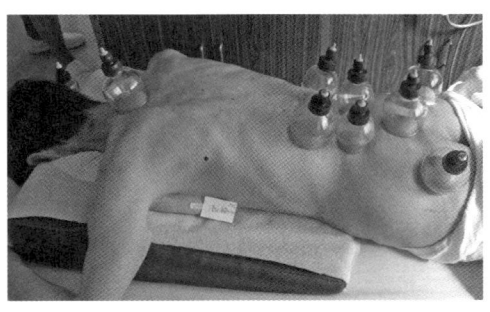

❷ 両手関節痛，両足関節痛と腰痛があったため抜缶した

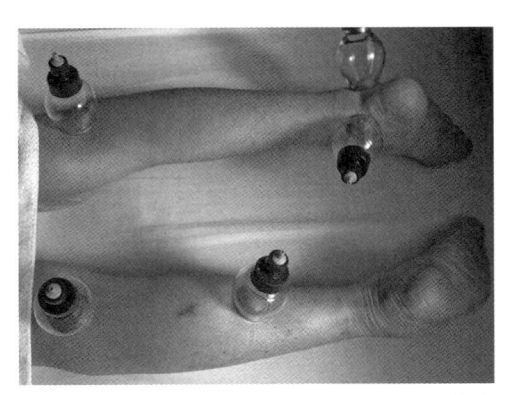

❸ 両手関節痛，両足関節痛と腰痛があったため抜缶した

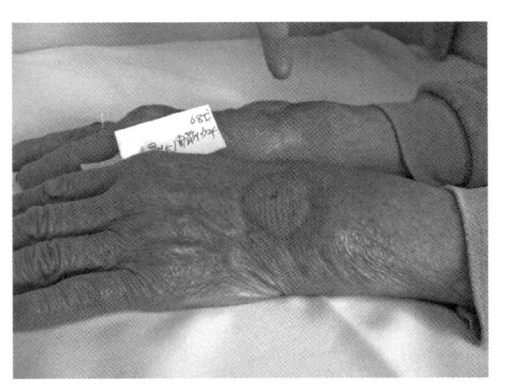

❹ 抜缶後，印斑に浮腫がみられる

2 ◆ 線維筋痛症

　現代医学では難病とされているが，見方を変えて東洋医学の針灸で治療すると症状は次第に軽減してゆく。

　線維筋痛症は，おもに肝鬱気滞によって起こる経筋病である。本症は①広範囲な骨格筋の疼痛，②うつ状態・不安・不眠などの精神神経症状，③慢性疲労感がおもな症状である。

　また本疾患では，筋肉痛のほかにほとんどの場合「だるさ」を訴えることが多い。この「全身倦怠感」も経筋病の1つの症状であり，筋肉の機能不全のために「だるさ」を感じると考えられる。

　筆者は，この全身倦怠感は線維筋痛症の症状の1つであり，「線維筋痛症」と呼ばれる病態は「筋肉痛・関節痛が強く現れた」場合であり，「慢性疲労症候群」と呼ばれる病態は経筋病巣のため筋肉の機能障害のために「だるさが表面に強く現れた」状態であろうと考えている。

　本症は，表面的には筋肉痛や関節痛となって症状が現れているが，内面的には心の病であり，精神的緊張によって起こった「経筋病」である。症状が軽減したあとにも，ときどき背部の筋肉の異常（肩こりなど）を訴えるので，安心のための針灸治療と肩こりの治療を続けてやると再発は予防できる。

線維筋痛症の針灸治療のポイント

①線維筋痛症の治療は，針灸治療以外のほかの治療法では効果はほとんどみられない。

②線維筋痛症の治療方法は，患者のもつ愁訴や異常所見を「東洋医学の目」を通して診断し，針灸治療と漢方療法で一つひとつ症状を取り去ってやることである。

③本症への針灸治療の目的とするところは，「骨格筋の痛みとだるさ」と「骨格筋以外の症状」（精神的異常・消化器症状など）を針灸治療によって取り去ってやることである。

④患者の状態により，施灸・灸頭針・皮内針・刺針・刺絡・火針などを使い分けることである。患者は大部分の例で，病気が長期にわたっているため「虚寒」に傾き，そのなかに瘀血が混在していることが多く複雑な臨床症状が現れる。

⑤線維筋痛症の針灸治療に，残念ながら「特効的な治療穴」はない。

　以上が線維筋痛症の治療の要点である。このような治療で，患者のもつさまざまな症状は次第に軽減してゆく。

2．線維筋痛症

　本症は，①広範囲な骨格筋の疼痛，②慢性疲労感，③うつ状態・不安・不眠などの精神神経症状がおもな症状である。それぞれの針灸治療について説明していく。

1 広範囲な骨格筋の疼痛の治療

　線維筋痛症は，広範囲な骨格筋の疼痛を伴い，現代医学では難病とされているが針灸治療で効果がある。主穴と補助穴とに分けて説明する。

（1）主穴

①足太陽経筋と手太陽経筋の圧痛硬結部位
位置：おもに背部を走行する足太陽経筋と手太陽経筋（図1-5・6）にできた経筋病巣（圧痛硬結部位）に刺針する。経脈としては，足太陽膀胱経と手太陽小腸経に相当する。
操作：経筋病巣（患者が苦痛を訴える部位）に毫針を用いて刺針する。広範囲な背部の疼痛は大まかに取り去ることができる。

②奇経療法
位置：後谿と申脈（両側）
操作：両側の手足の後谿と申脈に置針し，できる範囲内で患部を動かせる。
解説：線維筋痛症の症例では，背部は足太陽膀胱経や手太陽小腸経などの陽経が広範囲に障害され疼痛を訴える。したがって，督脈（図2-1）の主治穴の後谿（図2-2）と陽蹻脈（図2-3）の主治穴の申脈（図2-4）に取穴すると，背部の痛みを広範囲に治療することができる。

　しかし，これらの治療で患者は軽快感を得ることができるが，鎮痛効果は完全ではないため，さらに補助穴による治療が必要である。患者は，長年，筋肉痛・関節痛に悩まされているので，後頸部・背部の疼痛が寛解することによって，針灸治療に信頼感を得ることができる。

（2）補助穴

　それぞれの症例により疼痛を訴える部位は異なり，また日によっても疼痛部位は移動する。疼痛部位に応じて以下の穴位を使用する。
　①全身の疼痛：大椎・風池・身柱・中脘・気海・曲池・陽陵泉・絶骨・三陰交・崑崙など
　②後頸部痛：大椎・風池・頸部夾脊穴・阿是穴
　③肩部痛：肩髃・肩髎・肩貞・外関・曲池・阿是穴
　④肘関節痛：曲池・肘髎・尺沢・外関・阿是穴
　⑤上肢痛：陽池・陽谿・中渚・合谷
　⑥腰部痛：腎兪・大腸兪・次髎・環跳・人中・委中
　⑦腰背部痛：風池・腰背夾脊穴・腎兪・大腸兪・腰陽関・命門・崑崙・阿是穴

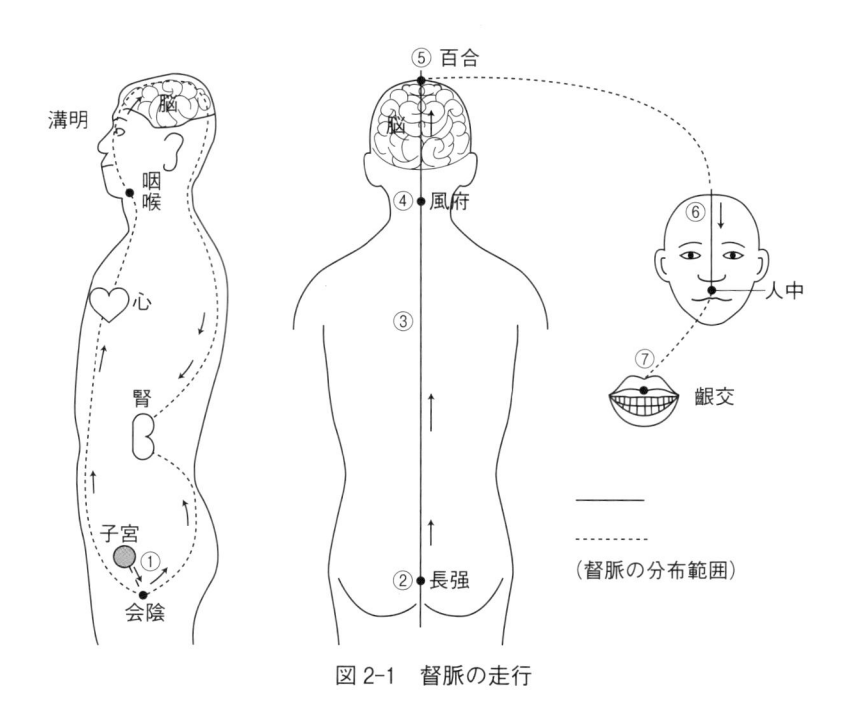

PART 2　運動器疾患の針治療の実際

図2-1　督脈の走行

図2-2　後谿の位置

図2-3　陽蹻脈の走行

図2-4　申脈の位置

⑧股関節部痛：環跳・居髎・風市・丘墟
⑨膝関節痛：梁丘・気海・膝眼・陽陵泉・陰陵泉
⑩踵痛：解谿・丘墟・照海・申脈・中封

2 慢性疲労感

また線維筋痛症では，筋肉痛のほかにほとんどの場合「だるさ」を訴えることが多い。この全身倦怠感も経筋病の1つの症状であり，筋肉の機能不全のためにだるさを感じていると思われる。上記の主穴・補助穴で治療を継続していると，だるさも次第に減少してゆく。

3 精神神経障害の治療

線維筋痛症の大部分は，うつ状態・不眠・不安感・無力などの精神神経障害に悩まされることが多い。

患者は，日常生活のなかで精神は抑うつされ，情緒は不安定である。胸脇脹満など，鬱滞の状態を引き起こす症状や所見がある。

下記の精神症状に応じて治療を加えるとよい。

（1）実証

①**肝気鬱結**：精神的緊張が充満して，経絡の流れを阻害する。
主症状：精神は抑うつで，情緒は不安定，胸部は満悶（苦しい），痛みが定まらずに方々にある。心窩部が詰まってあくびが出る，食欲不振。大便は潤いがない。腹診では，胸脇苦満。舌苔は薄膩，脈は弦。
治療方針：疏肝解鬱・理気調中
取穴：期門・太衝・膻中
操作：捻転瀉法，置針10分。
加減：食欲不振には公孫を加え，瀉法。

②**気滞痰鬱**：気の流れが停滞して，喉や心窩部に余分な水分が詰まる。
主症状：咽中に何か物が詰まった感じがするが，これを吐き出せない（咽中炙臠ともいう）。胸の閉塞感，あるいは脇腹痛。舌苔は湿っており，脈は弦滑。
治療方針：疏肝理気・化痰解鬱
取穴：蠡溝（肝経）・三陰交・膻中・豊隆
操作：瀉法，すばやく刺す。
加減：咽喉部に痰があり吐き出せなければ，廉泉・列缺を加える。心神が休まらなければ神門を加える。

③**気鬱火化**：精神的葛藤が充満して，堪え切れなくなり，火のように燃えてくる。
主症状：性質が気ぜわしくなり，怒りっぽい。胸が痞えて脹る。胸焼け，口

が乾いて苦くなる，大便が硬く便秘する，あるいは頭痛。目は赤く，耳鳴り。舌質は紅，舌苔は黄色，脈は弦数。

治療方針：清肝瀉火・解鬱和胃
取穴：太衝・膻中・豊隆
操作：捻転瀉法を用いて速刺。
加減：頭痛と顔面紅潮には神門・行間を加え，速刺する瀉法を用いる。

（2）虚証

①**憂鬱傷神**：憂うつになると，精神を傷つける。
主症状：精神は恍惚，精神神経症状は不安定になる，よく悲しんだり泣いたりする，ときどきあくびをする。舌質は淡，舌苔は薄白，脈は弦細。
治療方針：養心安神
取穴：膈兪・心兪・内関・三陰交
操作：捻転瀉法を用い，20分置針。
加減：精神が朦朧としていると人中・中衝（心包経の井穴）。喋りたがらない場合には頬車・合谷を加え補法を用いる。

②**心脾両虚**：心と脾の機能がともに衰えてくると，精神的にも異常になる。
主症状：思慮が多すぎる，ちょっとしたことで驚く，不眠と健忘，顔面に輝きがない，めまい，食欲不振で食事量も少ない。心配しすぎると消化器障害が起こりやすい。舌質は淡，脈は細弱。
治療方針：健脾養心・益気補血
取穴：神門・心兪・内関・三陰交
操作：捻転補法，20分置針。
加減：食事量が少なければ脾兪を加え，補法を用いる。

③**陰虚火旺**：陰液の不足で，血・水分による栄養・滋養作用が低下するので，自律神経系が過剰亢進，脱水が起こり，熱を発生する。
主症状：めまい，動悸，睡眠不足，微熱，ちょっとしたことで驚きやすく，また怒りっぽい。あるいは遺精，腰部の重だるさ，女子は月経不調。舌質は紅，脈は細数。
治療方針：滋陰清熱・鎮心安神
取穴：神門・太谿（腎経）・心兪・腎兪・内関
操作：平補平瀉法，20分置針。
加減：月経不順には腎兪を加え，補法で20分置針。

その他，不眠のある場合は，百会（または四神総穴）・印堂・太衝・期門・心兪・内関・神門に刺針する。

4 身体痛の原因

どのような原因で身体の痛みが起こっているのかを判断する。痛みは東洋医学では「不通則痛」（気血のめぐりが悪いために痛みが生じる）と考えられている。その「不通」の起こる原因，およびそれぞれの対処法は下記の通りである。

①風邪：袪風止痛をはかるべきで，一般に風府・風池・風市・曲池・外関・合谷などを用いる。

②寒邪：散寒止痛をはかるべきで，一般に大椎・後谿・列缺・崑崙・関元・足三里などを用いる。施灸や灸頭針を施す。

③瘀血：活血化瘀止痛をはかるべきで，一般に委中・尺沢・血海・膈兪・合谷・太衝などを用いる。刺針だけでなく刺絡も効果がある。

④湿邪：袪湿止痛をはかるべきで，一般に中脘・足三里・三陰交・然谷・絶骨・陰陵泉などを用いる。

⑤肝鬱気滞：舒肝理気止痛をはかるべきで，一般に肝兪・期門・合谷・太衝・陽陵泉などを用いる。

⑥肝腎不足：滋補肝腎をはかるべきで，一般に肝兪・腎兪・太谿・大杼・絶骨などを用いる。

⑦気血損傷：補気養血をはかるべきで，一般に中脘・気海・肝兪・脾兪・足三里・三陰交などを追加する。

治療例

①典型的な線維筋痛症（奇経療法による治療例）

症例：○本○佳，38歳，女性，2010年4月3日初診

主訴：頭の先から足の先まで痛い（**写真**），肩こりがひどい。疲れる。

経過：ずいぶん前からなので，いつから発病したかはわからないが，頭の先から足の先まで全身がところどころ痛む。これまで内科・神経内科・精神科など10カ所以上の医療機関を転々と受診したが痛みは治らない。あるところでは同じ検査をして，異常はないと言われたことがある。今までの治療費は大きな負担になっている。痛みのために眠れない。ストレスがひどく，いつもイライラしている。腰痛・膝関節痛もあり，片足を引きずっている。

所見・診断：線維筋痛症のため全身の陽経の異常が主になっている。慢性疲労症候群。ひどい肩こり。

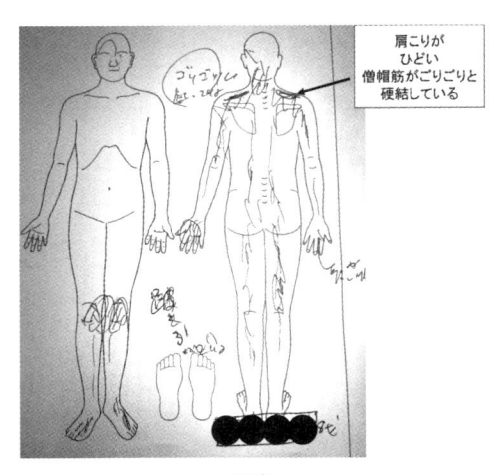

治療：奇経療法の督脈（後谿）↔陽蹻脈（申脈）で刺針し，できる範囲内で全身の運動をさせ

写真

た。

治療後，全身の痛みは大幅に軽減したが，肩こりも治してほしいと言う。僧帽筋の中央水平部に刺針した。

治療後，肩こりは軽減した。

治療経過①：初診の翌々日（4月5日）に来院。

前回，治療した帰りには，背中の痛みは取れてすっきりしていた。翌日には，なぜか膝関節が急に痛くなったが自然に治った。

今日は左側腹部が痛み，安静にしていても，体動によっても痛い。

両側の帯脈穴を圧迫すると圧痛硬結があるので，奇経八脈の帯脈の異常と考えた。

治療は，奇経療法の帯脈（足臨泣）⇔陽維脈（外関）に置針し，腹部をできる範囲で運動させた。

治療後は帯脈穴の緊張感は軽減したが，まだ軽度に痛みは残っていた。その後，帯脈穴に直接刺針した。体動による痛みは軽減した。

漢方は，抑肝散加陳皮半夏を処方した。

今日はひどかった肩こりは訴えない。

治療経過②：4月10日。肩こりと腰痛，それに今日は足太陽膀胱経の脾部が痛い。督脈（後谿）⇔陽蹻脈（申脈）に刺針した。肩こりはあまり軽減しないので局所に刺針した。

その後，針灸治療により多彩な症状は次第に軽減していった。約1週間の間隔で，来院時に肩こりや不眠の針灸治療を現在も続けている。

②慢性疲労症候群を合併した線維筋痛症

症例：〇坪〇子，31歳，女性，2010年1月7日初診

主訴：全身の筋肉の痛みと全身倦怠感，不眠。

経過：遠方（九州）から来院した精神科医。もともとの原因は，父親より暴行を受けたことが忘れられず，暴力を振るわれないかといつも不安である。仕事にもストレスが溜まり緊張する。7年前から全身の筋肉に力が入らない。全身が痛く，動けない。そのために寝たままの状態が続いた。今は倦怠感が強く，また痛みのために2〜3日寝込むことがある。仕事もできないため，精神科医であるが，ときどき休業している。

所見：右の膏肓がいつも痛い。脈診は弱，沈。腹診では，腹筋は軟弱で極端な虚証と思われた。

診断：線維筋痛症，肝気鬱結・気血両虚

治療：足少陰腎経の照海・太谿，百会・腎兪・大椎・胃兪・脾兪・肝兪，そして肩こりの治療を行った。膏肓の異常には，鳩尾と気海に刺針した。

漢方は，十全大補湯を処方した。

治療経過：翌日（1月8日）来院。身体が軽くなったと言っていた。同様に治療し，腎兪と胃兪に灸頭針した。2回治療しただけで帰郷した。

1月19日。帰郷後，「今まで，忘れていた健康な身体になった」と感謝の手紙をいただいた。

その後，数カ月経って，また同様の症状で来院した。同様の治療を行うと，症状は軽減した。

コメント：針灸治療には即効性があり，刺針後や，翌日には自覚的に著明な爽快感が得られることが多い。しかし，本症は慢性の疾患であるため，治療を継続する必要がある。

3 ◆ 慢性疲労症候群

　慢性疲労症候群は，現代医学では病因がはっきりせず，あらゆる医学検査にも異常はなく器質的病変もない。ただ疲労倦怠感が長々と続き，反復を繰り返すというのが臨床症状である。臨床的には，ほとんどの線維筋痛症に合併する症状でもある。

1 東洋医学からみた慢性疲労症候群

（1）肝の疏泄失調

　東洋医学で考えられる慢性疲労症候群の病因は，大部分は肝の疏泄機能の失調であり，ついで腎と脾胃の虚である。

　筆者は，五臓の異常のなかで，本症と最も関係が深いのは脾や腎よりも「肝」であると考えている。

　通常，倦怠感といえば気虚，特に脾気虚を考える。痩せ型で消化器系統が弱く，低血圧的体質という典型的な脾気虚を考えるが，外来を訪れる慢性疲労倦怠感を訴える患者の大部分は，痩せて弱々しい人ではなく，肝の疏泄機能の失調である場合が多い。つまり，日常生活を気ぜわしく過ごし，精神的にも肉体的にも緊張のなかで過ごしている人に多く，大部分は弱々しい体格をしていない。

　外来を訪れる倦怠感を訴える患者の大部分は，体型は特に痩せている人が多いわけではなく，環境条件（家庭内や職場など）で，長く続くストレスを強く感じていたり，家庭内で何らかの難問（親の介護，子供の養育）を抱えている人が多い。

　身体の疲労であれば休息することによって回復するが，延々と続く精神的疲労は環境が変わらないかぎり続くはずである。もっとも，本症が続くと患者の体力は徐々に低下し，虚証に陥っていく。

　また慢性疲労症候群の身体所見としては，舌の所見は脾気虚でみられるような舌質淡，胖大，あるいは白苔というのではなく，舌質はやや紅，舌尖紅，苔は少ないといった感じが多い気がする。脈はやや弦の傾向を帯びている場合が多い。もちろん，これらの他に湿・瘀血などの身体所見を兼ねている場合も多い。

　そして精神的にはうつ状態の傾向にある人が少なくない。もっとも，これは身体がだるいことから精神的に影響した二次的な可能性も考えられる。

　このような所見により，慢性疲労症候群は，疏泄機能により臓腑や全身の気機を主っている肝の機能に障害があると考えられ，慢性の疲労倦怠感の原因の主体は「肝の疏泄機能の失調」ではないかと考えている。しかし患者は

次第に虚証に進行する。
　つまり東洋医学からみると，慢性疲労症候群は「精神的な疲労」が身体の慢性の疲労倦怠感の原因（情志内傷）になり，それに腎や脾胃の疲れ，ついで脾胃の虚が加味していると考えられる。

(2) 肝と腎の気虚症状

　疲労倦怠感に関与する症状には，無力感・元気がない・やる気がない・疲れやすいなどがある。また疲労倦怠感に随伴する症状として，食欲不振・めまい・足腰の痛みやだるさ・微熱・動機・汗をかきやすい・不眠・息切れなどがある。
　このような症状は，五臓の気虚の症状である。疲労倦怠感は孤立した症状ではなく，多数の症状が同時に現れる症候群ともいえる。つまり各臓が同時に病むと疲労倦怠感を訴えるが，それぞれの臓が病むと特徴的な症状が出てくる。そのなかでも慢性疲労症候群によくみられる肝気虚と腎気虚について考えてみたい。

①肝気虚
主症状：抑うつ，あるいは煩躁，不安などの精神的異常がある。元気がない，胸煩悶，ため息，顔色に艶がない，決断力の低下，やる気はあるが行動すると疲れやすい。舌淡紅，脈は細弦。
取穴：肝兪・胆兪・筋縮・期門・太衝・陽陵泉に圧痛があり，ここが治療点でもある。

②腎気虚
主症状：腰より下の脱力感，耳鳴り，踵部の疼痛，排尿無力，遺精。舌淡，脈沈弱特に尺部の無力。
取穴：腎兪・関元兪・太谿に圧痛があり，押すと和らぐ。ここが治療点でもある。

(3) 肝気虚証の診断基準

　陳家旭らは，「肝気虚証の診断基準」として次の項目をあげている。臨床上，本症を診断する場合に参考になるので，まとめてみた。
　①気虚の症状がある：精神疲労，無力感，息ぎれ，舌胖大あるいは有歯痕，脈虚無力など。
　②情緒および思惟活動の変化：抑うつ，あるいは煩躁，不安，思考遅延，多夢など。
　③肝脈走行部位の異常感：胸脇苦悶，ため息，少腹墜腫など。
　④女性では月経困難，痛経，閉経など。
　以上の項目のうち3項目を満たすものを肝気虚証としている。慢性疲労症候群はこのような状態である。

2 治療穴

以下の穴位に刺針，または効果を持続させるために皮内針を貼ってもよい。

(1) 主穴

①百会
解説：足太陽膀胱経の穴位で，手足の三陽経・督脈の会。肝気の高ぶりを穏やかにし（平肝熄風），陽気を上に引き上げる（昇陽益気），脳の働きをよくし（醒脳益智），五臓六腑の気が現れる頭部の竅を開き，精神状態を安らかにする（開竅寧神）の効果がある。

このために，本症のめまい・頭痛・うつ状態・健忘・不眠・精神的に憂うつな状態をよくする効果がある。

②印堂
位置：額部，両側眉毛をつなぐ中間の正中線上にある。
解説：奇穴。本穴は，頭や目をはっきりさせ（清利頭目），精神的に安らかにし（寧心安神），余分な熱をさます（清熱熄風）効果がある。

慢性疲労症候群の頭痛，めまい・目の異常感・不眠などを改善する。

③風池
解説：風邪を取り去り，熱をさます（風疏清熱），耳がはっきり聞こえ目もよく見える（聴耳明目），頭にある五臓の穴が開き，脳の働きははっきりし（醒脳開竅），硬結を散らせ，浮腫を消す（散結消腫）効果がある。

慢性疲労症候群の頭痛・咽頭痛・軽度の発熱・頸部リンパ腺腫脹と痛み・耳鳴りなどを好転させる効果がある。

④太谿
位置：下肢内側，内踝の高さで，アキレス腱の内側の陥凹したところ。
解説：肝腎を滋養し（滋補肝腎），陰を養い憂いを取り（養陰除煩），咽頭部の異常を取り（清肺利咽），精神安定と瘀血を取る（安神活血）効果がある。慢性疲労症候群の耳鳴り・腰や膝の痛み・不眠・心煩・咽頭痛・手や足底の煩熱などの改善に効果がある。

⑤三陰交
解説：脾を健やかにすることによって余分な湿気を取り去り（健脾利湿），肝の働きをスムーズにし，腎を潤し（疏肝滋腎），血の流れをよくして月経の通じをよくする（活血通経）効果がある。慢性疲労症候群に良好な治療効果がある。

⑥足三里

解説：消化系統を強める，強身保健の要穴である。慢性疲労症候群は人体の臓腑の機能失調によって起こっているため，脾胃の調理は大事な治療になる。このため足三里は脾胃を調え，脾胃の運化作用を高め，後天の本を助け，消化を助けることによって体質を健康にし，正気を高めて邪気を取り去る（扶正祛邪・体質健壮）ことによって，慢性疲労症候群の根本治療になる。

（2）補助穴

患者の症状に従って，下記の穴位を取穴する。

①不眠・多夢・心悸亢進や焦燥感に，心兪・内関を加えて養心安神定志をはかる。

②めまい・無力感・息切れに，関元・気海・膻中を加えて，補気培元・補腎強身をはかる。また灸頭針，施灸して局所を温めて皮膚が発赤すれば効果がある。

（3）抜缶療法

抜缶療法に用いる吸角で，軽度の陰圧（15〜20mmHg）で吸引しながら夾脊穴や足太陽膀胱経の第1行と第2行の各穴位の上を，毎回10〜20分刺激する。

抜缶療法によって全身の臓腑や気血，陰陽を調節する効果があり，慢性疲労症候群の多様な症状に治療効果がある。夾脊穴は，背中の督脈の第1胸椎棘突起から第5腰椎棘突起の両側0.5寸にある。抜缶する場合は膀胱経と夾脊穴をまとめて吸引することになる。家庭でも治療できるので，慢性に経過する本症にとっては便利である。

治療例　慢性疲労症候群

症例：〇川〇一，33歳，男性，2004年1月26日初診

主訴：やる気がなく，全身がだるい，肩こりがひどい。

経過：6年前から吐き気，頭痛が続いている。2〜3年前から首，肩や背中が張り次第にひどくなってきた。そのため仕事を続けられなくなり，休業して帰郷している。それまでに，東京のおもな病院にも転々と受診したがいずれも効果がなかった。精神的に緊張感が続き，耐えられなくなったため，帰郷した。仕事をしなくてはと気は焦るが，身体が動かない。

所見：舌質はやや紅，舌尖紅，苔は少ない。脈はやや弦，数。腹診では腹筋に張りがある。

診断：肝気虚

治療：百会・風池・頸椎の夾脊穴・心兪・腎兪・委中・足三里・三陰交に刺針した。肩こりの治療も併用した。精神的症状と倦怠感は軽減した。

治療経過①：2〜3日おきに治療を始めて4回目にはやる気が出てきた。調子がよい。特に気分がよくなる。今までは気分が乗らなかったと精神的に高揚している。

治療経過②：2月7日。3月頃から就職しよう

かな，と言い始める．仕事は営業職であるため，サービスで何かと気を使うことが多い．

治療経過③：2月27日．初診から約1カ月後，何ともなくなった．

以後，毎年2〜3回は肩がつかえると言って，わざわざ東京から治療を受けに来る．

PART 2　運動器疾患の針治療の実際

4 ◆ 顎関節症

　顎関節症については，現代医学の治療もある程度効果を得ているが，筆者の経験では針灸治療のほうが即効性があると感じている。以下に，現代医学の考え方と，東洋医学の見方との相違を述べてみたい。

1 顎関節症とは

(1) 現代医学からみた顎関節症の定義

　顎関節症は，顎関節部の疼痛開閉口時の雑音，咀嚼筋の疼痛，開口制限，開閉障害などの顎運動障害を主症状とする顎口腔系の機能障害症候群の総称である（図2-5）。

　発症原因は，おもに咬合位の異常，歯ぎしりなどの悪習慣，精神的ストレス，外傷などが考えられるが，その発生機序は複雑で不明な点が多い。

　治療は，おもに顎関節や咀嚼筋を生理的に安定した状態に回復させるため，咬合調整や，オクルーザス・ブリントなどによる咬合位および咬合関係の改善を行う（参考文献20）。

(2) 筆者の考える顎関節症診断の要点

①発病前に精神的原因がある。不眠・精神衰弱などの素因，多くは青年女子に多い。
②常に顎関節に咀嚼痛・痙攣・開口制限・摩擦音などの特徴的な症状があ

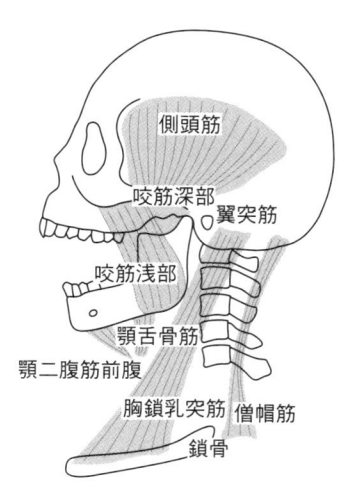

図2-5　咀嚼と顎関節機能に関係する筋肉

り，顎関節の咬合障害がある。
③全身の関節症状を伴うことがある。
④本症は，精神的緊張が咀嚼筋の機能不全を来す，肝気阻滞による経筋障害と考えられる。

(3) 東洋医学からみた顎関節症の原因と対処

①顎関節症の症状

心因的な感情が奥底にあり，不眠・怒りっぽい・焦燥感・めまいなどが原因となって一側，または両側の開口障害，側頭部や顎関節の疼痛や硬直を来す。しばしば耳鳴りや脳鳴りを伴う。症状は，顎関節の異常にとどまらず全身の関節症状を伴うことがある。精神的緊張によって咀嚼筋の機能不全を来す，肝気阻滞による経筋障害と考えられる。

②治療方針

塞がっている肝気の流れをよくし（疏肝理気），経絡の流れをよくして筋肉の緊張をゆるめる（舒筋通絡）。おもに顔面をめぐっている手足の陽明経と手太陽小腸経に取穴する。

③取穴

聴宮（小腸経）・下関（胃経）・頬車（胃経）・太衝（肝経）・陽陵泉（胆経）・合谷（大腸経）を取穴する。めまいがあれば風池，不眠があれば神門・百会（または四神総穴）を加える。

以上のように，顎関節は顔面の両側に位置しているため，その周辺を走行する経脈（手足の陽明経，手太陽小腸経・足少陽胆経）の穴位が治療に使用されることが多い。それに精神安定作用のある穴位に取穴する。

一般に，刺針直後に開口障害や開口痛はいくらか改善されることが多い。

2 治療穴

(1) 主穴

①聴宮

操作：刺針するときには，口を開けて1寸ほど進針し，針感を頬部に放散させる。10分置針する。

②下関

操作：口を閉じたままで針尖をやや後方に向けて進針し，針感を側頭部から顎関節に放散させ，瀉法で刺激する。10分置針する。

③頬車
操作：刺針するときには，針尖をやや上向きに斜刺し，針感を頬の方向に放散させる。得気を得て10〜20分置針する。
④合谷を強く刺激する
⑤後頭部痛・めまいがあれば風池，側頭部痛があれば太陽（奇穴）に刺し，これらはすべて中等度に刺激し平補平瀉する。毎日あるいは隔日に刺針する。

(2) 局所取穴

翳風・上関・耳門に加えて，咀嚼筋や胸鎖乳突筋上に生じた経筋病巣に刺針する。

①翳風
位置：耳垂の後ろで，下顎角と乳様突起との間にある陥凹部にある。
解説：手少陽三焦経の穴位で，手足の少陽経の会穴。

②上関
位置：頬骨弓の上縁，下関の真上の陥凹部。
解説：足少陽胆経の穴位で，手少陽三焦経・足陽明胃経の会穴。

③耳門
位置：耳の前切痕の前で耳珠のやや上，下顎骨の下顎頭後縁の陥凹部。開口するとポコッと引っ込むところ。
操作：開口困難には，開口して耳門に毫針を用い直刺する。得気を得て20分置針すると速効がある。

④上記の穴位のほかに咀嚼筋や胸鎖乳突筋にも圧痛硬結があるため，完骨や後頸部のこりに直刺し20分置針する。

　顎関節症は，精神的緊張によって咀嚼筋に長時間にわたる収縮が続いたために生じた経筋病である。そのため安神効果のある百会・神門・風池を，また顔面の側部をめぐる手少陽三焦経と足少陽胆経の穴位を取穴する。
　耳門は顎関節近辺に直接刺針することになる。また精神的緊張のために拘縮を来した筋に直接刺針することによって経筋病巣を治すことができる。

> **治療例**　顎関節症

症例：○松○絵，43歳，女性，2010年5月13日初診

主訴：顎関節痛と肩こり

経過：元来，不眠があり眠剤を連用している。約4カ月前から噛むと痛みがあり，顎関節で音がする（図）。また肩がこって仕方がない。整形外科と歯科を受診したが，なかなか治りにくいためK大学医学部付属病院の口腔外科に紹介された。マウス・ピースを作ってくれたが，装着していると歯茎が化膿し，発熱したため切開手術し抗生物質を点滴した。

痛み止めにロキソニン，ボルタレンなど次々と変薬したが痛みは改善されない。肩がこって仕方がないため，せめて針をして苦痛を取ってもらいたいと言う。

所見：開口障害，脈は数。舌は乾燥して赤い。舌体が震えている。

診断：肝気阻滞による経筋障害，精神的緊張が原因と考えた。僧帽筋に圧痛硬結があり，筋が拘縮している。

治療：肩こりの治療とともに，聴宮・下関・頰車・太衝・陽陵泉・合谷，それに安神のために百会，不眠のために神門を加えた。

治療直後，噛んだときの痛みと肩こりは軽減していた。

治療経過①：翌日（5月14日）には開口範囲は拡大，痛みもその後2～3日の治療ごとに軽快していった。

治療経過②：1週間後，咬合時に漬物を噛むと痛みがある程度に軽減していた。その後，2～3日間隔で数回治療したが，症状は次第に軽減していった。

コメント：この治療例が示すように，本症の治療には針灸治療が優れた効果を発揮する。現代医学の治療では，多くの治療費と時間が浪費されている。

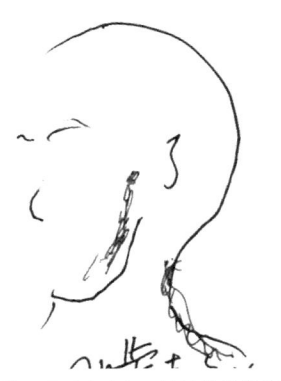

図　開口困難と咀嚼痛それに精神的異常を伴う

5 ◆ 脳血管障害による片麻痺

　　脳血管障害では，片麻痺や言語障害，手足の関節障害などの後遺症に悩まされる。現代医学ではリハビリテーションである程度の改善がみられるが，関節の拘縮がある場合は，運動痛と関節の可動域が制限されているためリハビリテーションもままならない。そんなときに，針灸治療で運動痛を取り去ってやると，元来の機能をさらに改善することができる。
　　東洋医学でいう中風(ちゅうふう)の後遺症を治療するには，まず中風の起こった病因を治療し，ついで障害された部位の治療に取りかかったほうがよいと思われる。

1 中風の弁証分類

　　中風の後遺症は，東洋医学からその病因を調べると，肝陽上亢・風痰阻絡・痰熱腑実・気虚血瘀・陰虚風動などで発病しているものが多い。
　　基本的に中風には経絡が傷害されたタイプ（中経絡）と，神志が障害されて脳の機能に異常を来したタイプ（中臓腑）がある。ここでは経絡の異常を来したものについて検討する。
　　経絡が傷害されたタイプの中風（中経絡）には，半身不随・舌が硬い・どもる・顔面神経麻痺のため口と舌が曲がっている（歪斜(わいしゃ)）といった状態が共通してみられる。
　　以下に，生じやすい病型タイプの主症状・治療方針・刺針操作を示す。

①**肝陽上亢**：精神的緊張が経絡の流れを障害した状態
主症状：半身不随など。めまいと頭痛。目は赤く，結膜も充血。イライラして怒りっぽい。口は苦く，喉が渇く。便秘して尿は黄色。舌は赤，舌苔は黄色で乾燥。脈は弦で有力。
治療方針：肝の高ぶりを治して経絡を疏通させる（平肝潜陽・経絡疏通）ために，おもに督脈・手厥陰心包経・足少陽胆経の穴位を取穴する。
取穴：人中・三陰交・曲池・内関・曲泉・外関・環跳・陽陵泉・太衝など。
操作：瀉法を用いる。

②**風痰阻絡**：余分な水分や脂質が経絡の流れを障害した状態
主症状：半身不随など。肢体は感覚が麻痺してしびれる。あるいは手足拘縮，頭痛とめまい。舌苔は白膩。脈は弦滑。
治療方針：湿や痰を取り去り，経絡の疏通をはかる（利湿化痰・疏通経絡）ために，おもに督脈・足太陰脾経・足少陽胆経の穴位を取穴する。
取穴：人中・三陰交・内関・曲池・極泉・外関・環跳・陽陵泉・足三里・豊

隆・陰陵泉など。
操作：瀉法を用いる。

③**痰熱腑実**：余分な水分が，胃や胆に熱をもち，経絡の流れを障害した状態
主症状：半身不随など。口が粘り，痰が多い。腹が張り便秘する。舌は紅く，舌苔は黄膩。脈は弦滑大。
治療方針：胃と胆の熱をさまして，経絡の流れをよくする（通腑清熱・疏通経絡）ために，督脈・足陽明胃経・足少陽胆経の穴位を取穴する。
取穴：人中・三陰交・内関・上巨虚・豊隆・天枢・環跳・風市・陽陵泉・極泉・曲池・外関。
操作：瀉法を用いる。

④**気虚血瘀**：元気が弱って，血流が傷害され，経絡の流れが障害された状態
主症状：半身不随など。手足が腫脹する。顔面は淡白，息切れし疲れやすい，動悸と自汗。舌は暗淡，舌苔は薄白あるいは白膩。脈は細緩あるいは細く流れが渋る（細渋(じゅう)）。歯茎はどす黒い。
治療方針：脾を補い腎の機能を増し，経絡の流れをよくする（補脾益腎・疏通経絡）ために，おもに督脈・足陽明胃経・足少陰腎経の穴位を取穴する。
取穴：人中・三陰交・気海・足三里・腎兪・太谿・大椎・環跳・風市・陽陵泉・曲泉・曲池・外関。
操作：補法を用いる。

⑤**陰虚風動**：陰液（血・水分・精気）が弱ったために，経絡の流れが障害され，さまざまな症状が現れた状態
主症状：半身不随など。心煩，不眠，めまい，耳鳴り，手足拘攣あるいは蠕動。舌は紅く，舌苔は少なく光がある。脈は細弦あるいは数。
治療方針：陰を滋養し，過剰な陽気を押さえる（滋陰潜陽・熄風通絡）ために，おもに督脈・足少陰腎経・足厥陰肝経の穴位を取穴する。
取穴：人中・三陰交・腎兪・太谿・神門・大陵・太衝・極泉・曲池・環跳・陽陵泉。
操作：補法を用いる。

　このような，弁証にもとづいた立場から全身を治療しつつ，一方では局所の治療に取りかかる。

2 中風後遺症の部位別治療

　「靳(きん)三針」は，広州中医薬大学の靳瑞主席教授によって創立された特色のある治療法である（参考文献8）。厳選された3つの穴位で治療でき，また治療できる特定の部位の名前が付けられているので臨床的に使用しやすい。
　たとえば，「肩三針」はおもに肩関節病を治す。脳血管障害の後遺症の治

療では，「側頭骨三針」で片麻痺の機能回復を治し，「脳三針」で運動の共調失調を治し，「舌三針」で言語障害・咽頭嚥下障害を治すなどである。また，患側の四肢にはおもに「手三針」と「足三針」などを使用する。このように組み合わせて中風後遺症などを治すことができる。

おもな主治には下記のようなものがある。
①側頭骨三針：片麻痺の機能回復
②顔面神経麻痺三針：顔面麻痺・口と眼周囲の歪み
③舌三針：言語障害・咽頭嚥下障害
④脳三針：協調失調・視野障害
⑤耳三針：聴力障害・耳鳴り
⑥肩三針：上腕挙上障害・肩周囲痛
⑦股三針：下肢無力・歩行困難
⑧踵三針：足下垂・踵が着地できない症状

以下に，頭部と肢体の治療について詳しく説明する。

(1) 主要な頭部の治療法

①側頭骨三針（図2-6）

位置：側頭骨Ⅰ針：側頭部の耳尖穴真上，髪際上2寸。側頭骨Ⅱ針：側頭骨Ⅰ針に平行して前方1寸。側頭骨Ⅲ針：側頭骨Ⅰ針に平行して後方1寸。

解説：側頭骨Ⅰ針の下方に手少陽三焦経の角孫と足少陽胆経の率谷がある。角孫は手足の少陽経と足太陽膀胱経の会穴であり，率谷は足太陽膀胱経・足少陽胆経の会穴である。

耳尖穴上の側頭骨部は手足の少陽の分布している領域で，中風のときまっ先に治療する区域である。側頭骨Ⅰ針の前後の側頭骨Ⅱ針と側頭骨Ⅲ針は，側頭骨を覆っていて最も側頭骨を刺激する部位である。

側頭骨三針は，肝を疏通し，胆経の気血をめぐらし，平肝熄風・清肝瀉胆・少陽経の昇発の機能を鼓舞し，中風後遺症患者の回復に役立つ。

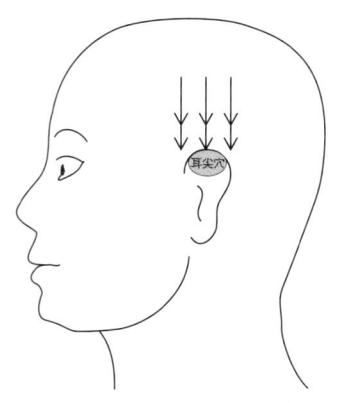

図2-6　側頭骨三針

そのほかに，解剖学上からみると側頭骨はほかの頭骨に比べて薄く，その骨の縫合は最も密集しており，骨の縫合している部位の穴位は，刺針に対して敏感に反応することが知られている。側頭骨三針は経絡の気の流れを盛んにして，片麻痺の機能回復に有利に働く。

操作：坐位または仰臥位にし，側頭骨の耳尖穴真上2寸のところの側頭骨Ⅰ針を取穴する。成人は1.5寸の毫針を用い，垂直下方に0.8～1.2寸の深さで平刺する。側頭骨Ⅰ針の刺針後に，側頭骨Ⅰ針と平行して前1寸のところに側頭骨Ⅱ針を，後方1寸のところに側頭骨Ⅲ針を同様に刺す。3針は均等に真下に向かっている。

　ここは，血管や神経が非常に豊富なところであるため，患者は特に敏感であり針感も非常に強い。皮下の血管に注意しこれを避けなければならない。捻転補瀉の手法を行ってもよい。

　また抜針後に出血しないように注意する。もし刺針するとき，特に疼痛が強ければいったん引き戻し再びゆっくり進針すればよい。

②四神針（図2-7）

位置：百会の前後左右の各両傍1.5寸。

解説：四神総穴は，思慮深く考えられた治療点である。百会の前後1.5寸のところに前頂，後頂がある。前頂は督脈上にあり脳気の発するところで，頭頂にある。後頂は百会の後ろで，交衝ともいわれる。百会の左右には，足太陽膀胱経上に通天と絡却がある。

　これらの穴位によって効果が増強され，知能低下・神志障害・頭痛・めまい・中風による片麻痺や五官疾患に効果がある。

操作：まず両側の耳尖穴の真上から結ぶ線と，前後正中線との交会するところを取る。その交差点の後ろ1.5寸のところに百会がある。百会を中心に前後左右それぞれ1.5寸のところに取穴する。百会の前後両穴は督脈の前頂と後頂に相当する。

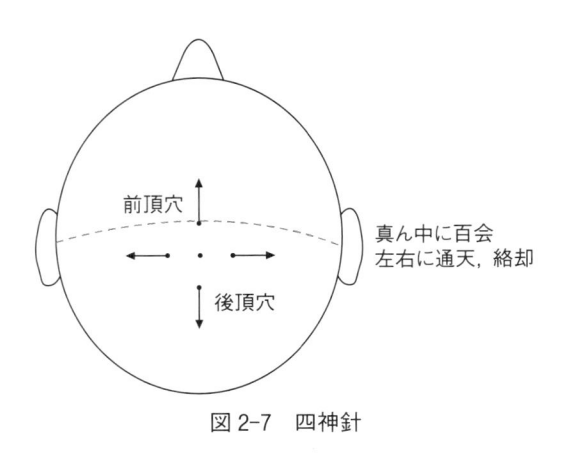

図2-7　四神針

左右両穴は，足太陽膀胱経の通天と絡却の間に相当する。この4針はすべて外に向けて皮膚に沿って平刺する。このような刺激方法は広く刺激できるためである。

③脳三針（図2-8）

位置：脳戸・両側の脳空

解説：脳三針は後頭部の小脳の範囲にある。針灸の伝統的穴位名のなかで，頭部で「脳」の字のある穴位は3つある。1つは脳戸で，両傍に脳空がある。合わせて脳三針という。中風には運動失調（協調失調）がある。小脳部の障害は運動や平行失調を来す。そのために脳三針は後頭部の小脳の穴位に刺しているのである。脳三針は小脳の運動失調・脳麻痺・弱智・眼底疾患の患者にも効果がある。

操作：脳戸は督脈上にあり，風府の真上1.5寸，ほぼ後頭骨の外後頭隆起上縁にあたる。脳戸の左右両傍2.5寸のところに脳空がある。この脳空の陥凹部に相当する。三針は下に向けて，0.8〜1.2寸の深さで皮膚に沿って平刺する。

④頭針運動区

全身の経絡が頭に集まっているため，頭部に刺針することによって全身を治すことができる。片麻痺の治療には，おもに頭針運動区と呼ばれる領域の，患側とは反対側（健側）に取穴する。解剖学によると脳の機能は左右交差しているためである。

位置：患側とは反対側の頭針運動区（図2-9）

運動区は，上点は前後正中線の2分の1のところから後ろ1 cmのところを取り，下点はもみあげ（髪の生え際）の前のところで，眉毛の高さとの交差する部分に取る。上点と下点を結んだ線を運動区という。

運動区内を5等分し，上の5分の1を下肢・胴体運動区という。おもに

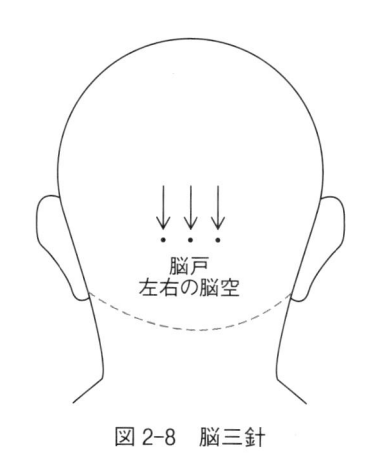

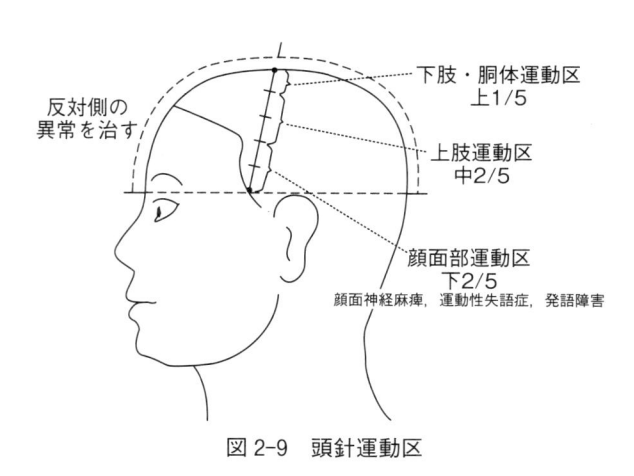

図2-8　脳三針

図2-9　頭針運動区

下肢と胴体の不随を治療する。

　中の5分の2を上肢運動区といい，おもに上肢の不随を治療する。

　下の5分の2を顔面部運動区というが，言語区域も含まれている。おもに中枢性顔面神経麻痺・運動性失語症・涎を垂らす・発音障害を治療する。

操作：毫針を用い，すばやく刺針する。頭皮の下部に達したら上点から下点に向けて刺す。はじめはすばやく続けて捻針する。適当な刺激量と刺激強度に達すれば5分置針する。3回捻針し，すばやく抜針する。毎日1回治療する。

　運動区に刺針すると，筋力の回復には比較的顕著な効果がある。刺針中に被患部位を運動させるとより効果があがる。

　上記の治療法は，発症後できるだけ早期に開始するとよい。現代では脳内の損傷部位と程度をMRI（磁気共鳴画像診断法）で知ることができるが，損傷範囲が広範囲なものは当然効果が低い。

　最近では，リハビリテーションに通う患者が増えたため，針灸治療を求めて来院する患者は多くないが，早期からの針灸治療が望ましい。

コメント：頭の皮膚に針を刺して手足の運動機能の回復や，精神的異常はもちろん，身体の異常を治す治療法は，現代医学では想像もできない治療法である。

　筆者も東洋医学の治療法に興味をもち，毎日の診療に使用していたが，知識として頭皮針を知っていたものの，実際に臨床に試みたことは少なかった。それは，脳血管障害による手足の運動障害のほとんどの患者は現代医学の治療を受けており，半身麻痺の後遺症が残っていても「もうこれまで……」と諦めて，毎日を不自由なままで過ごされているのが現状であったからである。そのため，これらの片麻痺の患者を治療する機会に恵まれなかった。

　ほかの病気で，本院に通院している患者に頭皮針の治療を試みて，その効果を確かめたところ，その効果に驚いたことがある。

⑤顔面神経麻痺三針（図2-10）

取穴：翳風・地倉から頬車の透刺。眼瞼閉合不全があれば陽白・四白・太陽を取る。

解説：頭蓋内から顔面神経が顔面に出てくるところに翳風がある。ここに第Ⅰ針を取る。顔面神経麻痺患者に特有な口角歪斜の治療に，地倉から頬車に透刺し，左右それぞれ第Ⅱ針，第Ⅲ針とする。

操作：翳風に刺針する前に，示指で耳根の後ろの穴を探す。刺針の深度は，1.5寸直刺し患者に酸・麻・脹感があればそれを適度とする。

　地倉と頬車とは相対透刺するため平刺する。眼瞼閉合不全があれば陽白・四白・太陽を取穴する。陽白・四白は下方に斜刺する。

コメント：一般的に顔面神経麻痺には即効性はないが，治療を続けていると

筋肉は徐々に回復する。現代医学による治療よりははるかに早く，顔面筋の麻痺は回復する。

⑥耳三針（図 2-11）

取穴：聴宮・聴会・完骨

解説：難聴・耳鳴りの治療には，耳門・聴宮・聴会・翳風などの穴位が好んで使用される。聴宮と聴会は耳の前に位置し，深く刺すと内耳にまで達するため，当然，耳門にも同様な作用がある。

耳の後ろに翳風と完骨がある。翳風は手少陽三焦経で耳の後ろにある穴位であり，手少陽三焦経は耳後から耳中に入り，耳の前に出る。また，完骨は足少陽胆経と足太陽膀胱経の交会穴であり，足少陽胆経は頭頂から側頭骨まで（すなわち耳上角），足太陽膀胱経は頭頂から入って脳に絡むので，この走行上にある完骨は耳疾患の治療にきわめて重要である。

臨床上，完骨から内耳の方向に刺入するとただちに病所に達し，針感は特別に強く治療効果も特別によい。

操作：仰臥位をとる。ポイントは刺針の深度である。耳鳴り・難聴・聴力低下などの疾患は内因の病である。神経損傷は比較的深いため，病に到達するくらいの深さが必要である。

聴宮と聴会は開口して取穴する。開口してできる陥没で，上にできる陥没が聴宮，下にできる陥没が聴会である。まず1.5寸の毫針をゆっくり進針し，1.2寸くらい深く刺してよい。

完骨は，耳後の乳様突起後の陥凹下方のところ，刺針する前に手指で按圧し穴を探る。1.5寸の毫針を用い，内耳に向けてゆっくり深く刺入し，1.2寸くらい進針する。

⑦舌三針

位置：舌Ⅰ針は上廉泉，左右両傍に開くこと0.8寸に舌Ⅱ針，舌Ⅲ針を取る。

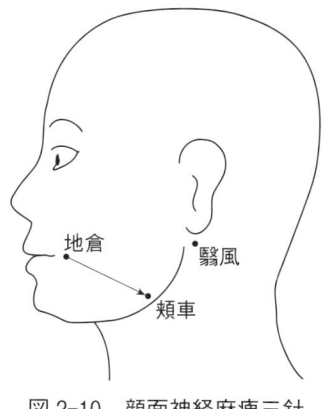

図 2-10　顔面神経麻痺三針

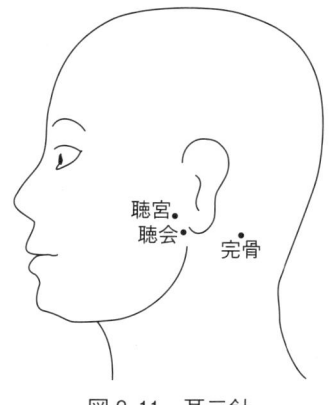

図 2-11　耳三針

5．脳血管障害による片麻痺

解説：上廉泉は，別名は舌本。任脈の経気の発するところで，任脈と陰維脈の交会するところである。本穴は深いところでは舌体根部にあたり，舌体の運動と密接な関係があるので深く刺す。
　　　舌三針は，おもに小児の脳疾患に由来する言語障害，中風に由来する言語障害，どもり，口から涎が流れる，呑咽困難を治療する。
操作：3針ともに真上に直刺し，舌の下に達するまで。成人では1～1.5寸。捻転手法を用いる。

(2) 主要な肢体の治療法

①肩三針（図2-12）
位置：肩Ⅰ針は肩峰下の陥凹に取り，肩Ⅰ針の前・後方約2寸のところで，肩関節の前・後陥凹部に肩Ⅱ針と肩Ⅲ針を取る。
解説：伝統的に肩髃の取穴方法は上肢を挙上して取穴するが，肩三針は，上肢を挙上する必要はない。肩三針は，中風の片麻痺患者の肩関節病変の治療に便利である。
操作：1.5寸針を用いる。まず肩峰の陥凹したところを指先で探り，按圧する。通常ははっきりと酸・麻・脹・痛感がある。肩関節方向に向けて刺入する（ただし，関節腔内に刺入する必要はない）。肩関節周囲あるいは下方に脹感がある。肩Ⅱ針と肩Ⅲ針も同様に刺針する。刺入後，置針あるいは捻転手法を行う。

②坐骨三針
位置：坐骨点（環跳）・委中・崑崙
解説：坐骨点は臀部の溝が尽きるところから水平に正中線から両傍3寸開いたところで，いわゆる環跳とほぼ同じである。普通は側臥位で取穴するが，ここでは伏臥位で刺針する。腰痛や坐骨神経痛を取るために取穴する。
操作：坐骨点には，約2寸の深さに刺入すると坐骨神経にあたり，踝に響く

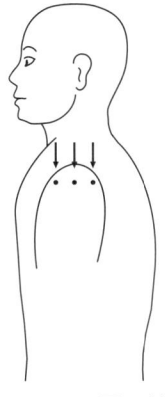

図2-12　肩三針

とよい効果を得られる。

崑崙には1寸針を用いて直刺し，得気を得る。坐骨神経痛を治すには，疼痛は上から下に伝わるため，同時に伏臥位で腎兪・大腸兪を刺針することが必要である。この際，環跳に刺針するときに，側臥位で取穴するのは，腎兪や大腸兪の刺針効果を得るためである。

③股三針
位置：箕門(きもん)・伏兎・風市
解説：中風後遺症患者の下肢不随の症状は，活動無力である。下肢の運動は上から下に伝えられ，大腿四頭筋・大腿二頭筋などの筋群が作用して下肢を大きく踏み出すことができる。解剖的にみると，箕門・伏兎・風市の3穴は上述の筋群に位置している。3穴はそれぞれ足太陰脾経，足陽明胃経と足少陽胆経に属し，補益気血・通経活絡・解除痙攣の作用がある。
操作：いずれも1.5寸針を用い直刺する。仰臥位で，箕門は，血海の上5～6寸，縫工筋の内側にある。伏兎は上前腸骨棘と膝蓋骨上縁を結ぶ線上にあり，膝蓋骨外側上縁の上6寸のところで大腿直筋の筋腹中にある。

④手三針
位置：曲池・外関・合谷
解説：手三針は，おもに上肢運動障害，半身不随のなかの肩関節痛，あるいは感覚障害，また上肢の筋・関節疾患の治療に用いる。曲池と合谷はともに手陽明大腸経の穴位である。『黄帝内経』では，「腰以上の病は，手陽明がこれを主る」と述べている。古くから，陽明経は重要視されている。それは陽明経が多気多血で，陽明の気は三陽にめぐり，上肢の活動は陽明経に関係が深いからである。

外関は手少陽三焦経の絡穴である。手厥陰心包経に内通し，陽維脈と交会し，陽維脈は諸陽とつながっている。そのため手三針は上肢の活動障害に専門に用いられる。

操作：曲池に刺針するときは，肘を曲げて，肘横紋の中央に取り，1～1.2寸の深さで刺す。外関に刺すときは自然体位で両方の骨の間に刺す。刺入は1寸ほどで得気を得る。合谷は直刺する。

⑤足三針
位置：足三里・三陰交・太衝
解説：足三針で用いる3個の穴位は下肢の上・中・下部にあり，それぞれ足陽明胃経・足太陰脾経・足厥陰肝経に属している。

足三里は多気多血の足陽明胃経の穴位である。また補益・強壮と下肢の陽経経気を疏通させる作用も兼ね備えている。そのため下肢の筋萎縮，運動機能障害のときにまず取穴する穴位である。

三陰交は，足太陰脾経の脈気が発するところで，足の三陰経の交会穴で

ある。脾はおもに肌肉を主るため，下肢陰経の病変にまず取穴する穴位である。

太衝は足厥陰肝経の原穴と輸穴で，肝経のなかで重要な位置を占めている。肝は筋肉を養い，血を蔵するため，下肢の陰経の経気を流動する要穴である。

3穴を合わせて，おもに下肢の運動，感覚障害，下肢の麻痺，疼痛，無力，中風後遺症によって引き起こされた筋の緊張や弛緩，筋萎縮，小児脳麻痺によって引き起こされた下肢運動機能障害を治療する。

操作：足三里は直刺で1.5寸刺入し，得気を得る。三陰交は脛骨内側後縁に直刺し，麻・脹感あるいは放電様針感があればよい。太衝は，湧泉に向けて透刺する。針感が足底に放散するとよい。

⑥踵三針
位置：解谿・崑崙・太谿
解説：踵三針は，おもに足関節の病変に用い，捻挫・骨質増殖・労損・腫脹などに用いる。
操作：解谿には深く刺針して左右に放散する感じを得る。崑崙と太谿は透針する。

治療例　脳血管障害による片麻痺

症例：〇村〇広，63歳，男性，2011年2月2日初診

主訴：左半身不全麻痺による，歩行障害と左上腕挙上障害

経過：約9年前から，脳梗塞のために半身不随で左足を引きずりながら歩いている。左手は30度ぐらいにしか挙がらず，軽度の言語障害もある。

治療：「側頭骨三針」の頭皮針を試み，置針中に手足の運動をさせた。10分の置針後には，ほぼバンザイができるようになっていた。本人とそれを見ていた看護師が驚いていた。

その後，半年間，頭皮針と体針を続けているが，歩行状態も徐々に回復している。

2．各部位の運動器疾患

1 ◆ 腰臀部痛を来す運動器疾患

筋性腰痛・ぎっくり腰・仙骨部痛・股関節症・変形性腰痛症・椎間板ヘルニアなど病名に関わりなく，針灸治療で痛みを軽減することができる。

腰痛を訴える患者は，日常の診療のなかで最も頻度が高い。それだけに，いかに上手に治すかは，患者の信頼を得るためにも大事である。

もっとも，器質的病変という元の病気は治らないが，針灸治療により不思議に疼痛は軽減し，日常生活を楽に過ごすことができるようになる。いわゆる患者の「生活の質」（quality of life：QOL）を高めることができる。

1 治療の概要

当然のことながら，身体の異常を全身的に弁証する。頑固な腰痛を訴える場合，瘀血や寒，虚が奥に潜んでいる場合が多いので，下記の治療法に加えて，瘀血があれば刺絡，寒があれば施灸や灸頭針，虚であれば補う配穴を行うと効果がある。

（1）腰痛の針灸治療の方法

腰痛を訴える患者の治療には，下記の方法がある。治療に際しては，これらの治療法を単独，または併用しながら治療する。
　①十二経脈
　②奇経療法
　③病因療法
　④奇穴療法
　⑤経筋療法
　⑥近位療法

2 疼痛部位の経脈別の治療法

疼痛部位から障害されている経脈を考えて，異常のある経脈の穴位に取穴する。

腰痛は，急性腰椎捻挫（ぎっくり腰）や変形性腰椎症，腰筋労損（腰部の筋肉の疲れ）などさまざまな原因で起こる。経脈により大別すると督脈・足太陽膀胱経・足少陽胆経・帯脈などに障害を受ける場合が多い。

どの経脈に異常があるかは，患者が訴える痛みや異常の部位がどの経脈上にあるかで，判断すればよい。

それぞれの経脈の治療法を一覧表にしてみた。病名にこだわらず，また急性・慢性を問わずあらゆる腰痛に適応できる。

どの経脈の異常であっても腰痛に対して広範囲に効果のある治療法（オールマイティー療法）もある。各経脈の治療法を列挙し，その後にそれぞれの

表　腰部の疼痛部位による経脈別の治療法

腰痛の原因	治療穴
(1) 督脈の障害	①後谿と人中 ②腰2夾脊穴 ③陰谷 ④督脈上の阿是穴
(2) 足太陽膀胱経の障害	①環跳 ②秩辺 ③委中 ④大腸兪または腰宜 ⑤腎兪
(3) 足少陽胆経の障害	①環跳 ②外関と足臨泣（奇経療法） ③陽陵泉
(4) 帯脈の障害	①外関と足臨泣（奇経療法） ②帯脈穴
(5) 仙骨部の障害	①後谿と人中 ②二腰穴
(6) 変形性腰椎症	①大腸兪または腰宜 ②腰2夾脊穴 ③相当する高さの夾脊穴
(7) 変形性股関節症	①居髎とその周辺の圧痛硬結部位 ②環跳
(8) 広範囲の腰痛	①腰痛点 ②捻挫穴 ③内合陽

治療法について具体的に説明した。もちろん，器質的病変のあるものや陳旧性の疾患には効果は少なく，再発しやすい傾向があるが，一時的でも痛みは軽減する。

（1）督脈に異常がある場合

①後谿と人中

位置：後谿は，拳を握り第5中手骨頭の後方尺側で表裏の肌目のところ。人中は，上唇の上，人中溝の正中線で，これを3等分した上3分の1のところ。

操作：毫針を用い，両側の後谿に，掌心に向けて直刺し得気を得て置針する。人中は，上に向けて0.3～0.5寸斜刺する。敏感な部位であるため，患者に様子を聞きながら刺入する。ともに20分置針し，その間，患者に腰部の運動をさせる。

解説：後谿は督脈の主治穴である。人中は督脈の穴位である。以上の3穴に置針し，その間腰部の運動をさせると病所の気血のめぐりがよくなるため，督脈の腰痛には速効がある。

②腰2夾脊穴（腎兪とほぼ一致，やや内側）

位置：伏臥位で，第2腰椎の棘突起の両側1.5cm。

操作：3寸の毫針を用い，はじめに1寸捻転刺入し，さらに押し手の指で徐々に2.5寸まで刺入し，再び捻転して針感を得たのち，捻転して抜針する。響きは下方の腰部や仙骨部に放散すると効果がある。

解説：本方は足太陽膀胱経の腰痛でも，督脈の腰痛でも効果がある。また腰椎変形症による腰痛にも，障害された部位の夾脊穴に同様な手技で応用するとよい。

③陰谷

位置：膝窩横紋の内側で，半膜様筋腱と半腱様筋腱の間。

操作：伏臥位で，膝関節を90度に曲げて，1寸直刺する。局所や膝窩全体に響きがあればよい。

解説：陰谷は足少陰腎経の合穴である。本穴には腎を養い元気を養い（益腎培元），気を調えて痛みを止める（理気止痛）作用がある。また足少陰経筋（図2-13）は，脊椎を挟んで腰部から後頭部まで走行しているので，督脈・夾脊穴・足太陽膀胱経を含めて影響している。

④督脈上の阿是穴

位置：患者の指摘する阿是穴や，指圧して最も過敏，または痛みを指摘する部位に取穴する。

操作：毫針を用い，直刺し得気を得て20分置針する。

解説：督脈上の障害されている部位に刺針するため，速効がある。

図 2-13　足少陰（腎経）経筋の走行

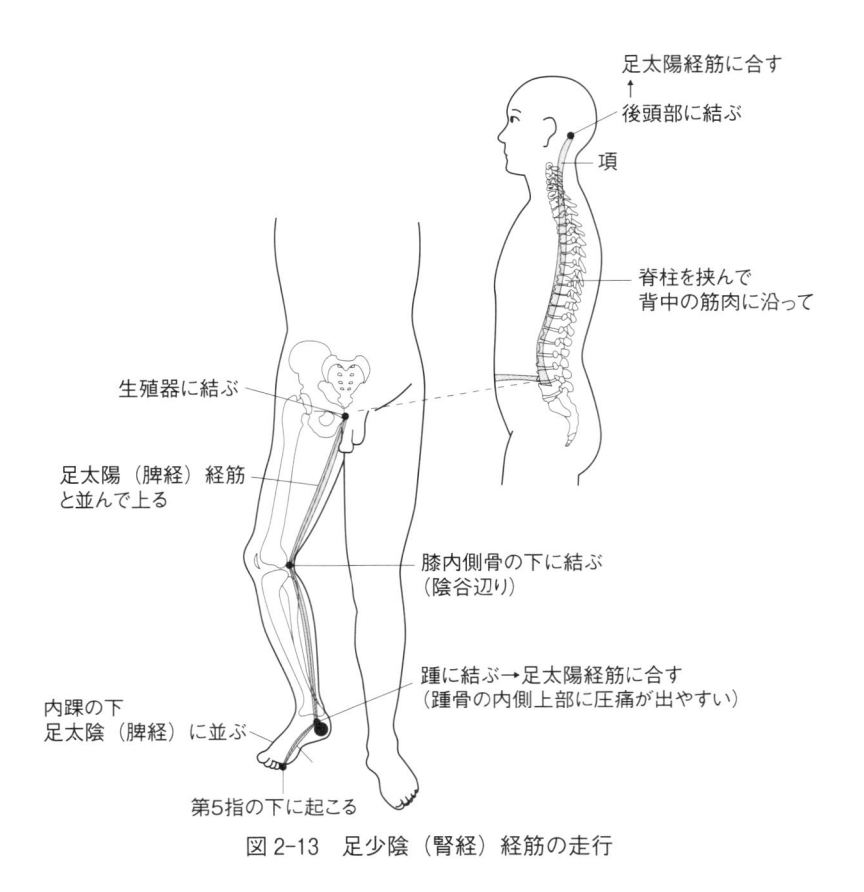

（2）足太陽膀胱経に異常がある場合

①環跳

位置：大転子と仙骨裂孔（腰兪）を結ぶ線上で，外側より3分の1の部位。

操作：体位は伏臥位，または側臥位をとらせて取穴する。3寸の毫針を用いて直刺し，下肢に響きを感じるように捻転提挿を加える。下肢（膝やときに足の指）に響きを感じると，そこで10〜15分置針する。

解説：環跳は，足太陽膀胱経と足少陽胆経の会穴である。そのため膀胱経の腰痛にも，胆経の腰痛にも効果がある。本穴の下には梨状筋があり，その下を坐骨神経が走行しているため，坐骨神経痛に著効がある。

②秩辺

位置：仙骨裂孔（腰兪）の両側3寸。大殿筋があり，その下に梨状筋があり，その下を坐骨神経が走行している。

操作：3寸の毫針でやや内側に向けて直刺する。下肢に響きを得られれば，20分置針する。この際，響きを得たのち，そのまま抜針しても痛みは大幅に軽減している。

解説：本穴は，足太陽膀胱経の穴位であるため膀胱経の腰痛に効果がある。

③委中

位置：膝窩の中央で，大腿二頭筋腱と半膜様筋腱の間。

操作：体位は仰臥位で，患側の下肢を上げて膝関節を90度に曲げる。寸6の毫針で直刺し，局所または下方に針感が走るように捻転提挿する。瀉法を用い，下方に響きがあればただちに抜針する。

解説：委中は足太陽膀胱経の合穴であるため，走行上の異常を治すことができる。非常に速効性があり，これ1針でほぼ完治することがある。まだ阿是穴が残っているときは，そこに刺針し，得気を得てすぐに抜針する。また委中に刺絡しても即効がある。

④大腸兪または腰宜（奇穴）

位置：大腸兪は，第4腰椎棘突起下の両側1.5寸。腰宜は第4腰椎棘突起下から左右両側4横指離れたところ。患側に取穴する。

操作：大腸兪は直刺し，捻針すると下方に，ときに足指にまで放散する。腰宜はやや内方に60度の角度に斜刺すると，仙骨部に放散する響きを得られる。20分置針する。

解説：これら2つの穴位は，足太陽膀胱経としての作用もあるが，第4腰椎と第5腰椎，仙骨との接合部は最も体重負荷のかかりやすい部位であるため近位効果もある。

⑤腎兪

位置：第2腰椎棘突起下の両側1.5寸。

操作：やや内側に斜刺すると下方に響きが得られる。20分置針する。

解説：本穴には，益腎気と利腰脊の作用がある。腰痛は腎虚によって起こりやすいため腰痛を治すことができる。

（3）足少陽胆経に異常がある場合

①環跳

足太陽膀胱経の治療で説明したので参照のこと。操作も同じである。環跳は足太陽膀胱経と足少陽胆経の交会穴であるため，どちらの腰痛にも効果がある。

②外関と足臨泣（奇経療法）

位置：外関は，手関節背側の横紋の上2寸，尺骨と橈骨の間。足臨泣は，第4・5中足骨の接合部前方の陥凹部。小指伸筋の外側にあたる。

操作：それぞれの穴位に直刺し，外関には0.5～1寸，足臨泣には0.3～0.5寸刺入し，得気を得て20分置針する。その間，5分ごとに軽く捻針する。

解説：外関は陽維脈の主治穴であり，足臨泣は奇経の帯脈の主治穴である。奇経療法では両者はペアでよく用いられる。足少陽胆経と奇経の帯脈に異常がある腰痛によく効果がある。

③陽陵泉

位置：下肢の外側，腓骨頭の下方の陥凹部。

操作：毫針を用い，1〜1.5寸直刺する。捻針し得気を得て20分置針し，5分ごとに捻針する。その間，腰部をできる範囲で動かすよう指示する。

解説：陽陵泉は足少陽胆経の合穴であり，八会穴の1つで筋会でもある。経脈はその走行上の異常を改善するため，足少陽胆経の障害された腰痛に効果がある。

（4）奇経の帯脈に異常がある場合

奇経の帯脈に異常がある腰痛患者は，側腹部に触ると帯脈穴あたりに縦に長い筋肉の硬結を必ず触れる。帯脈穴の下には内・外腹斜筋と腹横筋があるため，これらの筋肉が硬結して経筋病巣を形成しているのである。この所見があれば下記の治療法が必ず効果がある。

①外関と足臨泣（奇経療法）

位置・操作：前項の足少陽胆経の腰痛を参照のこと。

解説：奇経療法では両者はペアでよく用いられる。外関は陽維脈の主治穴であり，足臨泣は奇経の帯脈の主治穴である。

非常によく効果がある。同時に後述する帯脈穴にも置針すると，さらに効果がある。

②帯脈穴

位置：側腹部で，臍と同じ高さ，章門の直下。

操作：1〜1.5寸直刺し，得気を得て15〜20分置針する。

解説：帯脈穴は足少陽胆経と奇経の帯脈・陽維脈との会穴である。十二経脈はすべて縦に走行しており，ほかの奇経も縦に走行している。しかし帯脈穴だけは腹部で，これらの経脈を束ねている。

帯脈穴に刺針すると，帯脈の異常によって他の経脈を縛り拘束している状態から解き放つ作用があると考えられる。

奇経の帯脈の異常には，上記の両側の外関と足臨泣と帯脈穴を同時に刺針するとより効果がある。

（5）仙骨部の腰痛

仙骨部の漠然とした痛み，重圧感は，下部の腰椎の変形症や仙腸関節炎などで起こりやすい。しかし，病名に関わりなく針灸治療で鎮痛効果を得られる。

①後谿と人中

位置：督脈の治療の説明を参照のこと。

操作：両側の後谿と人中に置針して，腰部を左右に動かして運動をさせる。

解説：腰痛の部位としては督脈にあるため，督脈に対する治療を行う。後谿は督脈の主治穴である。督脈上の穴位である人中に刺針し，腰部を運動させることによって病所の気血のめぐりをよくし，痛みを取り去る。

②二陽（奇穴）
位置：腰部で，第4腰椎棘突起下の両側で外側に0.7寸のところ。大腸兪のやや内側になる。
操作：直刺し，捻針して局所と下方（ときに足まで）に針感を放散させると効果がある。
解説：二陽は奇穴で，大腸兪の高さの夾脊穴に刺針していることになる。部位としては督脈の腰陽関と足太陽膀胱経の大腸兪の中間になる。そのため坐骨神経痛に効果があるのはもちろん，痔疾患にも効果がある。

（6）変形性腰椎症

①**大腸兪または腰宜**（奇穴）
足太陽膀胱経の治療の説明を参照のこと。両側に刺針する。

②**腰2夾脊穴**
督脈の治療の説明を参照のこと。毎日，1回治療する。

③**相当する高さの夾脊穴**
解説：脊椎の変形は，腰椎のみならず胸椎に及ぶことがある。患者が指摘する阿是穴，または脊椎の変形のある部位に相当する夾脊穴に刺針する。

（7）変形性股関節症

軽症の場合は，居髎とその周辺の経筋病巣に刺針することで十分対応できるが，大腿部骨頭の壊死が進行した症例では人工骨頭の手術が必要になる場合があり，針灸治療の対象にはならない。

①**居髎とその周辺の圧痛硬結部位**
位置：側臥位で取穴する。上前腸骨棘と大転子を結ぶ線上の中央。居髎の部位は解剖学的には大腿部骨頭の3～4cm上にある。ここには中殿筋・小殿筋が付着しており，圧痛硬結（経筋病巣）として触れることが多い。ここも治療部位である。
操作：2寸の毫針を用い，直刺し，骨に当たるまで深く刺入し周囲に放散する針感を得られれば効果がある。本穴の周囲の圧痛硬結を探し刺針する。
解説：大腿骨頭変形症や大腿骨頭の壊死による痛みは，①背部の腰痛，②外側の腰痛，それに③大腿部前方の痛みが混在し，立体的に腰部の疼痛を訴える。軽症の場合は，居髎とその周辺の経筋病巣に刺針することで十分対応できる。

大腿部骨頭の壊死により生じる疼痛には，現代医学では内服薬や局所注射などで対応しているが，あまり効果は得られない。軽症の場合は刺針療法で速効があるが，壊死が進行した症例では人工骨頭の手術が必要になる。

②環跳
足太陽膀胱経の治療の説明を参照のこと。

(8) 広範囲の腰痛に効果のある治療法（オールマイティー療法）

あらゆる腰痛に対して対応できる治療法である。

①腰痛点（奇穴）
主治：ぎっくり腰・腰痛
位置：手背にあり，第2・3中手骨および第4・5中手骨の間にある。奇穴である。手関節横紋と中手指節関節の中点にあたるところで，片方に2穴ある。患側あるいは両側の腰痛点に取穴する。
操作：針尖は掌心に向けて0.5～1.5寸斜刺する。捻転提挿して強く刺激する。5分ごとに1回行針して10～20分置針する。置針中，患者に腰部の運動をさせる。患部に汗が出る程度になるとちょうどよい。

②捻挫穴（奇穴）
主治：ぎっくり腰・腰痛
位置：体位は仰臥位で肘を90度に曲げて，手を腹の上に置く。掌を軽く握り掌を下に向ける。陽池と曲池を結ぶ線上で，上4分の1のところに取穴する。手陽明大腸経の上廉にほぼ相当する。拇指で捻挫穴を圧迫すると圧痛がある。
操作：本穴に刺針または指圧しながら腰部の運動をさせる。わずかに汗が出る程度になると3～5分でよくなる。経験穴である。

③内合陽（奇穴）
主治：腰痛
位置：膝窩で，足太陽膀胱経の合陽の約2cm下内方の斜めに走る圧痛硬結部。指圧すると強い圧痛がある。
操作：必ず圧痛硬結があるので，毫針を用い，直刺し得気を得て20分置針する。また指圧してもよい。当初は強い圧痛があるので，弱く揉んでいると次第に圧痛はなくなり同時に腰痛も軽減する。
解説：内合陽は，十二経筋のうち足太陽経筋の走行上にある。経筋は機能的にはつながりをもっているため，内合陽の異常を治すと腰痛も癒される。

3 ぎっくり腰（急性腰椎捻挫）

①捻挫穴（奇穴）

位置：体位は仰臥位で肘を90度に曲げて，手を腹の上に置く。掌を軽く握り掌を下に向ける。陽池と曲池を結ぶ線上で，上4分の1のところに取穴する。手陽明大腸経の上廉にほぼ相当する。拇指で捻挫穴を圧迫すると圧痛がある。

操作：直刺し，強く刺激する。捻転しながら患者を立たせて腰部の運動をさせる。左側が病んでいれば健側の右側に取穴する。右側の場合はその逆に左側に刺針する。これは巨刺の法である。30分置針する。

解説：本穴は手陽明大腸経の循行上にあり，経験穴である。陽明経は多気多血であるため，本穴に刺針すれば気血を調節し，経気を疏通するので，腰部捻挫にも効果がある。

②養老

位置：尺骨頭の上方にある。取穴するときは手掌を胸に向けて尺骨頭の橈骨側縁の陥凹中に取る。

操作：毫針を用い，内関の方向に1～1.5寸斜刺する。多くは瀉法を用いる。得気を得て20分置針する。その間2～3回行針する。一般に1回で治癒する。発病してから長期間経っているものには数回の治療が必要である。

解説：養老は手太陽小腸経の郄穴である。郄穴は急を救う。本穴は足太陽膀胱経とは同じ太陽経であるため，同名経取穴法になる。「同気が相求め上下の気は1つになる」のである。これのために経脈の気を疏通し（疏通経気），「通ずれば則ち痛まず」の効果を得ることができる。

③後谿と人中

位置：人中は人中溝の正中線で，上3分の1のところ。後谿は軽く拳を握り，第5中手骨の小頭後方にできる横紋の尖端。

操作：毫針を用い，両側の後谿と人中に20分置針する。後谿は得気を得たのち置針する。置針中，腰部の運動をさせる。人中は上向きに斜刺し軽く捻針する。本法による治療後まだ痛みを訴えているときには，阿是穴に刺針する。

解説：後谿は，奇経八脈の督脈の主治穴である。人中は督脈の穴位であるため，督脈の異常を治すことができる。後谿と人中を同時に刺針することによってその作用が増強される。置針中に被患部を運動させることによって気血のめぐりをよくし，より効果を高めることができる。

④委中

位置：膝窩の横紋の中央。

操作：毫針を用い，同側の委中に2寸直刺する。提挿捻転し，針を強く引き

出しゆっくり刺入する瀉法（緊提慢按）を3往復繰り返す。30分置針する。また三稜針を用いて点刺出血させてもよい。刺絡後，自然に出血させ，止まるまで出血させる。

解説：委中は，血分の熱をさまし（清血分熱），足太陽膀胱経の経気を通じさせることができるため，外感実証の腰痛には最も効果がよい。委中は足太陽膀胱経の合穴で，腰背部は足太陽膀胱経の循行する部位である。「経脈の通過するところは，主治の及ぶところである」という原則により，腰痛や背部痛の異常には委中を取るのである。

コメント：ぎっくり腰の患者に刺針するときは，体位は仰臥位で患側の膝関節を90度に曲げさせて膝窩の委中に直刺する。提挿捻転し，局所に得気を得させるか，下方の足関節あるいは足指に響きが得られると速効がある。

⑤腰眼（奇穴）

主治：臀部や大腿の外側の重圧感を伴うタイプのぎっくり腰

位置：第4腰椎棘突起下，両側に3.8寸離れたところ。

操作：毫針を用い，1.5寸ほど直刺する。たいていの場合，下方に響きがある。瀉法を用い，10分置針し，1～2回行針する。一般に刺針するとすぐに効果がある。

解説：腰痛が，脊椎の外側に重圧感があり臀部や大腿部に及ぶものは，病は足太陽膀胱経と足少陽胆経にある。本穴に刺針するとこれらの経脈の経気を疏通し，治療効果がある。

⑥上都（奇穴）

位置：手の第2・3指の指間で表裏の肌目の境。

操作：毫針を用い，1寸近く斜刺する。小幅に捻転し，得気を得たのち，20分置針する。毎日1～2回。

解説：本穴は八邪穴のなかの2番目の穴であり，奇穴に属する。経験的に急性腰椎捻挫には特殊な効果があることが証明されている。

4 坐骨神経痛（梨状筋症候群）

①環跳

位置：大転子と仙骨裂孔（腰兪）を結ぶ線上で，外側より3分の1の部位。

操作：体位は伏臥位でも側臥位でもよい。2～3寸の長い毫針を用い，やや内方に直刺する。2寸ほど進針すると局所はもちろん下肢に響きを感じる。大腿後部や膝，足の指などに放散し，そのときの刺針方向によって異なるが，響きを感じるほど効果がある。下方に響きが得られるように針の方向を変えてやるとよい。

解説：坐骨神経痛は梨状筋の異常によって起こるため，経筋学では「梨状筋症候群」と呼んでいる。坐骨神経痛は，梨状筋の浮腫や瘀血など，なんら

かの異常によって坐骨神経を圧迫することから起こる。

解剖学的には，本穴は梨状筋の下縁にあり，その下を坐骨神経が走行しているため，刺針することにより坐骨神経を刺激していることになる。環跳は足少陽胆経と足太陽膀胱経の会穴であり，膀胱経の下肢での走行は坐骨神経の走行とほぼ一致している。これらの理由により，経脈上でも，また解剖学的にも本穴は坐骨神経痛の大事な治療点である。

②秩辺

位置：仙骨裂孔（腰兪）の両側3寸。梨状筋の下縁にある。

操作：2～2.5寸直刺し，提挿捻転すると下肢に放散する響きを得る。そのまま10～15分置針する。

解説：足太陽膀胱経の経脈に沿って坐骨神経も走行しているので，本穴に刺針すると速効がある。

③坐骨（奇穴）

位置：大転子と尾骨尖端を結ぶ線の中点の下1寸のところ。

操作：4寸の毫針を用い，3寸直刺する。提挿捻転し，得気を得て針感が下肢や踵に至るのを待つ。20分置針。毎日，あるいは隔日に1回刺針する。

解説：この治療法は環跳の刺針とほぼ同じである。ただ，刺針方向によって梨状筋の下の坐骨神経の走行する部位に当たるかどうかの問題である。ここに刺針すると坐骨神経に直接達し，気血の調節ができるため，治療の目的を達成することができる。

5 腰筋労損

腰筋労損は，腰背部の筋肉，おもに胸腰筋膜・脊柱起立筋の疲労によるものである。症状としては腰部の重だるさ，鈍痛がある。過労による場合が多い。

①痞根（奇穴）

位置：第1・2腰椎棘突起の両側3.5寸で，指圧すると一段と圧痛硬結が強いところ「痞の塊り」（痞塊・圧痛点）がある。ここに取穴する。

操作：伏臥位で痞根に取穴し，2寸の毫針で，脊柱に向けて約45度の角度で深く刺入する。得気を得たのち，捻針すると腰部，さらに下方の大腿，膝に響きを得る。その上に灸頭針を施行して痞根周辺が発赤すると，温通することにより痞塊が溶けるためよい効果が得られる。刺針だけの場合は20～30分置針する。

解説：本穴は，この周辺の機能が阻閉したために起こった不快感や脹満感（この状態を中医学では「痞」という）を主治する。

「痞」は「胸・腹に塊りのようなものがつかえる，つまる」の意味がある。この「痞」の根本的な根元になっているところなので，この穴名がある。

本穴は古来より頻用されてきたようで，臨床的には応用範囲が広く，内臓の異常にも，また足太陽膀胱経の傍らにあるために近位効果として腰背部痛にも効果がある。「痞根穴は専ら，痞塊を治す」。そのため本穴のおもな効果は，気をめぐらせることによって痞を消失させる（行気消痞）ことである。「痞」を治すことによって胃部の脹満や不快感，痞塊がなかなか治らないものを治すことができる。現代医学でいう肝炎・胃炎・腎下垂などの疾患で，このような症状があるときにも用いられる。

②腎兪
位置：両側の第2腰椎棘突起下，督脈の命門の両傍1.5寸。
操作：皮内針，または刺針する。毫針を用いる場合は1～1.5寸直刺する。皮内針は約1週間埋針してもよい。
解説：腎兪は足太陽膀胱経の穴位である。その走行上では五臓六腑の穴位があり，ほかの十二経脈に比べて足太陽膀胱経は臓腑に密接に関連している。腎は先天の本であり，精気を蓄え生殖・発育の働きもあるため，腎兪は強壮の経穴でもある。
　　腰筋労損は，疲労により腰部の筋肉が受傷し，あるいは風寒湿の邪を感受し，経絡は阻滞し，気血の運行障害に陥り，また慢性疾患のために精血がなくなるために生じる。腎兪を刺激することによって補腎・益精・腰背の強壮を強め，また腰部の気血の疏通をよくするため，「通則不痛」（通ずれば則ち痛まず）になり，腰背部の痛みや鈍痛も止めることができる。

③阿是穴
位置：多くの場合，患者は腰背部の筋肉上に阿是穴を指摘する。阿是穴は夾脊穴や足太陽膀胱経上にあることが多い。
操作：腰背部の経筋病巣（圧痛硬結）に直刺，または皮内針する。
解説：『霊枢』経筋篇では，「以痛為輸」と指示している。疼痛や苦痛を感じる部位に異常（気血の阻滞）があるため，この部位に刺針すると閉塞が解消され気血のめぐりがよくなり，苦痛は消失する。

④腰宜（奇穴）
位置：第4・5腰椎棘突起の間と同じ高さで，両側の4横指のところに取穴する。足太陽膀胱経の第2行循行上で，大腸兪の外側1.5寸である。ここは腰痛の患者自身が阿是穴としてよく指摘する部位でもある。
操作：45度内方に向けて1.6～2寸斜刺する。針の響きは，局所はもちろん下方の仙骨部に放散する。
解説：本法の効果は，腰部の神経痛や重だるい感じ，脊柱筋群の痛みを治す。

⑤大腸兪
位置：第4腰椎棘突起下の両側1.5寸。本穴の下に胸腰筋膜・脊柱起立筋が

ある．深層には仙骨神経叢がある．
操作：1.5寸ほど直刺し，捻針すると仙骨や肛門，ときに下肢に響きを生じる．
解説：大腸兪は足太陽膀胱経の穴位であるため，1針で頸部・背部・腰部全体の筋の異常を治すことができる．また病んでいる筋に直接刺針することになり，経筋療法でもある．

⑥天柱
位置：後頸部の瘂門の両側1〜1.5寸の陥凹したところ．
操作：0.5寸直刺し，捻針して得気を得て置針する．
解説：脊柱起立筋は足太陽膀胱経上にあるため，本穴は太陽経の経気を疏通し，腰筋の疲れを治療する．腰筋労損は腰部にだけ限局して起こることは少なく，頸背部から腰部にかけて重だるい（酸痛）感じが起こることも多いため，天柱を用いると高い効果が得られる．

6 仙腸関節炎

仙腸関節炎の症状は，座った状態で痛みが出てくるが，寝ていたり，立っていると痛みは楽になる，という特徴がある．仙腸関節炎は，横になっている限り，激痛になることは少ない．

(1) 仙腸関節炎の症状

下記に示すように本症に特徴的な症状がある．

①座っているときが一番つらい
座り仕事であったり，長時間しゃがみこんで急激に立ち上がったりすると悪化する．座ることにより仙腸関節が開いてくるからであり，ぎっくり腰や椎間板ヘルニアの次に多い腰痛である．

②腰を動かすと痛い
捻挫しているのと同じ状況であるため，動かすと痛む．

③立っているほうが楽になる
立つ動作によって股関節が仙腸関節を締め込み，関節を安定させる．そのため痛みは軽減する．

④恥骨あたりに違和感がある．お尻がこる．お尻の付け根が痛い
仙腸関節の緩みを止めようと大腿骨の内側についている腸腰筋（図2-14）と，仙骨から大腿骨の外側についている梨状筋がベルトの代わりをするため緊張する．腸腰筋は大腿骨の内側に付着しており，梨状筋は仙骨から大腿骨の外側に付着している．腸腰筋が緊張すると恥骨や股の付け根部分に違和感や痛みがで，梨状筋が緊張するとお尻のこり感を覚える．またお尻の付け根が痛いのは，梨状筋の下から坐骨神経が通っており（図2-15），梨状筋が緊張すると坐骨神経が圧迫されるためである．

⑤生理前になると腰が痛くなる
女性は生理前になるとホルモンの影響で体中の靱帯がゆるんでくる．仙

図2-14 腸腰筋の位置

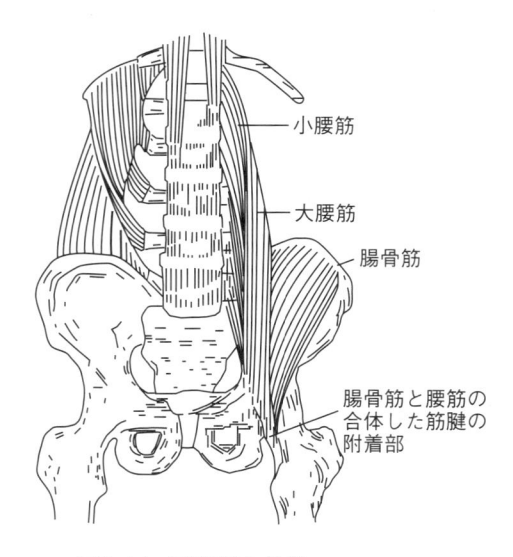

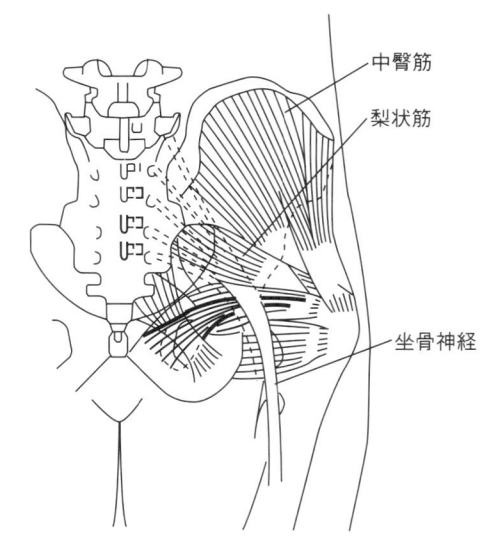

図2-15 梨状筋と坐骨神経の位置

腸関節も例外ではない。ゆるんでくることで関節のはまりが悪くなり，痛みとなって現れる。

(2) 仙腸関節炎の原因

この仙腸関節炎を発症する原因には，不自然な体勢によって起こる場合や出産によるもの，クローン病や潰瘍性大腸炎に伴って発症するケースもあれば，加齢によるものもあげられる。

(3) 仙腸関節炎の診断

仙腸関節炎は上記の特徴的な症状と限局した痛みであり，下肢へのしびれ・痛みは伴わない。しかし，たいていは他の腰痛も併発しており，症状が他の腰痛と混在して現れているため，単独での症状はめずらしい。

骨盤のサイドからお尻の辺りを触診していると，両サイドから骨のふくらみを感じることができる。女性は骨盤が広いためこの関節の間隔は広い。痛みはこの周囲からのみ出現し，症状のある人はこの関節の内側を押すと痛みがある。

椎間関節炎・ぎっくり腰・椎間板ヘルニアとして診断される人が多いといわれる。

(4) 仙腸関節炎の針灸治療

次髎と大腸兪への針治療で効果がある。

> 治療例

①奇経療法によるぎっくり腰の治療例（写真 ❶～❸）

症例：〇崎〇一，37歳，男性，2011年3月17日初診

主訴：これまでにも，しばしば起こっていた。今日，急に腰痛が起こった。前屈も，そり返ることもできない。整形外科を受診したが痛くて仕方がない。

診断：ぎっくり腰。疼痛部位は督脈と足太陽膀胱経の異常である。

治療：陽蹻脈は，足太陽膀胱経の別経であり，陽蹻脈の主治穴は申脈である。また陽蹻脈とペアーで使用されるのが督脈の主治穴・後谿である（参考文献21）を参照。奇経療法の督脈（後谿）⇔陽蹻脈（申脈）で置針し，腰部の運動をさせるとほぼ痛みは消失していた。

コメント：これほど即効性のある治り方は現代医学にはない。

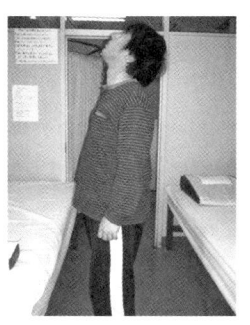

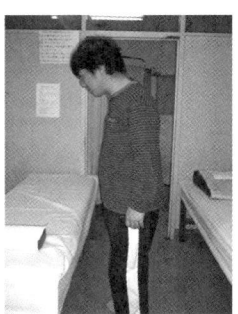

❶ 治療前，痛みのため，前屈も後屈もできない

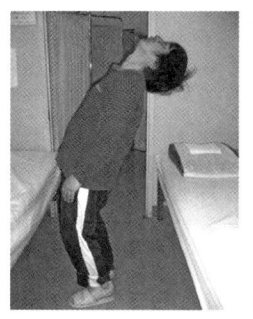

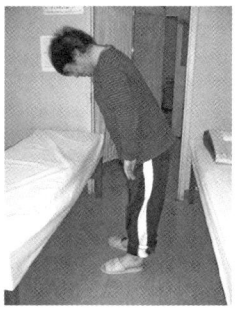

❷ 奇経療法で治療直後，痛みは軽減し，可動範囲も改善している

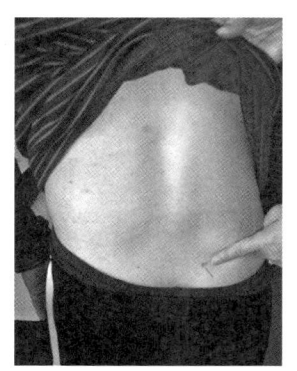

❸ 治療後，ここに痛みを指摘した

②腰椎の異常の治療例

症例：〇村〇子，85歳，女性，2011年2月28日初診

主訴：足から腰にかけて痛みのために眠ることができない。

経過：10年以上前から，腰痛・下腿痛・膝関節痛があり，これまで7カ所の整形外科を受診したが痛みは楽にならない。歩行もままならず，通院にはすべてタクシーを利用している。夜間も痛みのために涙が出る。最近はコラーゲンが効くとのことで，2万5千円もかけて3カ月続けてみたが効果はなかった。今まで診察料も含めてずいぶん費用がかかった。

所見：両方の膀胱経に痛みを訴える。写真❹❺。

診断：変形性腰痛症・変形性膝関節症・腰椎椎間板狭窄症

治療：初診時は針灸治療としては，ごく簡単な治療法であるが，両側の大腸兪と秩辺に刺針した。

翌々日（3月2日）来院したときには，痛みは大幅に軽減し，夜間に涙は出なくなった。

治療経過：その後2～3日おきに，同様に刺針

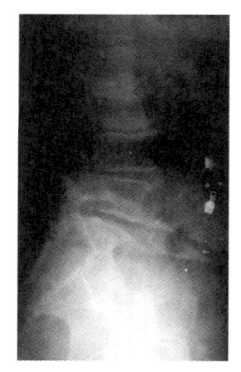

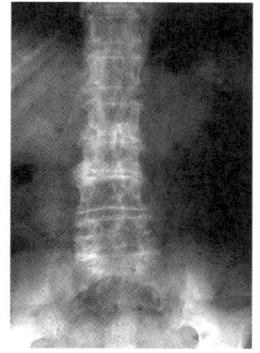

❹ 変形性腰痛症，腰椎椎間板狭窄症大
（第2・3・4腰椎間）

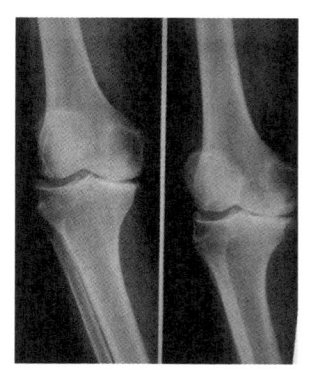

❺ 変形性膝関節症

した。5回目の治療のときには自分で歩行して来院するようになっていた。治療10回目頃には膝関節痛のみで，安静時にはどこも痛みを感じなくなっていた。

PART 2　運動器疾患の針治療の実際

2 ◆ 頸部の疾患

肩こり・寝違い・頸椎症・肩甲間部のこりの針灸治療について述べる。

1 肩こり

(1) 肩こりの概略

①原因

　　精神的緊張によって肝気鬱結を来す。肝は筋と関係が深いため，肝が緊張すると筋も緊張を生ずる。特に精神的緊張は後頸部の筋に経筋病巣を来しやすいため，後頸部・項背部の筋に圧痛硬結を生ずる。

　　これらは経筋病巣である。障害された経脈の穴位を用いて治す。しかし，経筋病巣は頑固なシコリを形成し，なかなか硬結はほぐれない。「以痛為輸」（痛いところが治療点である）ので，直接刺針するとよい結果が得られる。

②障害されやすい経脈

　　後頸部では，足太陽膀胱経・足少陽胆経・手太陽小腸経・手少陽三焦経，側頸部では，足陽明胃経・手陽明大腸経に異常を来すことが多い。肩がこると歯が浮いた感じや歯痛が起こるのは，胃経や大腸経が歯をめぐっているためである。肩がこると，頭痛が起こったり，イライラする，気持ちが集中できないなどの精神的異常が現れるのは，手足の陽経（膀胱経・胆経・小腸経・三焦経）はすべて頭（脳）にめぐっているからである。肩こりに付随した症状は，肩こりを治すと消失してゆく。

③現代医学には，肩こりを治す効果的な手段はない

　　筆者が東洋医学に興味をもった，そもそもの始まりは「現代医学では，肩こりを治せなかった」からである。肩こりを治す方法を模索している過程で，東洋医学に出会った。針灸治療で肩こりを治すことができるだけでも，東洋医学の大きな強みである。

(2) 肩こりの針灸治療穴

　　下記の穴位に取穴する。単独または併用してもよい。

①天髎（三焦経）

位置：第2胸椎下の傍らの風門を外方へ開いた辺りで，いい方を変えれば，肩井穴の直下1寸，肩甲骨の内上隅にあり，指頭で按じると圧痛硬結がある。

操作：毫針を用い，直刺する。肺を破り気胸を起こさないよう深さは1cm以内。捻針して得気を得て20分置針する。置針するときは伏臥位にさせておくと脳貧血（針暈）の心配がない。また施灸してもよく，約7壮ほどで灸熱がジーンと気持ちよく滲みわたればよい。灸頭針も気持ちよく刺針に「温通」を加えることになり，しかも灸痕を残さない。

解説：天髎は手少陽三焦経・足少陽胆経・陽維脈の会穴である。天髎の「髎」は，「骨突起の辺縁とか，割れ目や窪んだところ」の意味である。肩甲骨の内上隅（深く筋肉中に隠れている）の真上5分のところで表層には僧帽筋，その下には棘上筋がある。肩こりの阿是穴として最も患者が指摘する部位である。精神的負荷に加え，肩甲骨に付着する筋のうちでも，解剖学的に最も負担のかかりやすい部位である。

②肩井（胆経）

位置：大椎と肩峰を結ぶ線上の中央。反対側の肩に手を当てると中指の先が当たるところ。肩こりがあるときにはここに圧痛硬結がある。下には僧帽筋があり，深層は肩甲挙筋と棘上筋の間にあたる。

操作：毫針を用い，1cmほど直刺し強く瀉法を行う。深針は肺を破るため厳禁。

解説：肩井は足少陽胆経の穴位であり，手足の少陽（胆経・三焦経）・足陽明胃経・陽維脈の会穴（『奇経八脈考』東洋学術出版社）である。肩部の経筋が結集するところで疏経活絡の作用が強く，肩背部の筋の痛みや上腕の挙上障害に用いられる。

　　肩こりのときに，肩井は最もこり感を自覚する部位である。肩こりは頸背部の筋肉労損による症状であるため，僧帽筋や肩甲挙筋に直接刺針することになる。ここに刺針すると全身の経絡のめぐりがよくなる（疏経活絡）うえ，肝胆の気が鬱結するのを解消するので肩こりも治る。

③僧帽筋の圧痛硬結部位（図2-16）

位置：大椎と肩峰の中間に相当する僧帽筋の圧痛硬結部位。

操作：体位は伏臥位で，寸6針を用い，僧帽筋の斜め外上部にある圧痛硬結部位に後方から前方に向けて約1〜1.6寸刺入し反対の皮下で止める。捻針し得気を得て10〜20分置針する。刺入するとき，僧帽筋がビクッと痙攣するときがあるが，このときに効果がある。

解説：この治療方法は経筋療法である。肩こりでは，僧帽筋の斜め外上方に経筋病巣（圧痛硬結）ができやすく，患者も阿是穴としてよく指摘する部位でもある。

　　『霊枢』経筋篇では「以痛為輸」（痛いところが治療点である）と記載されている。患者が異常を指摘する阿是穴（僧帽筋の圧痛硬結部位）に直接刺針すると，肩こりに効果がある。

図2-16　僧帽筋

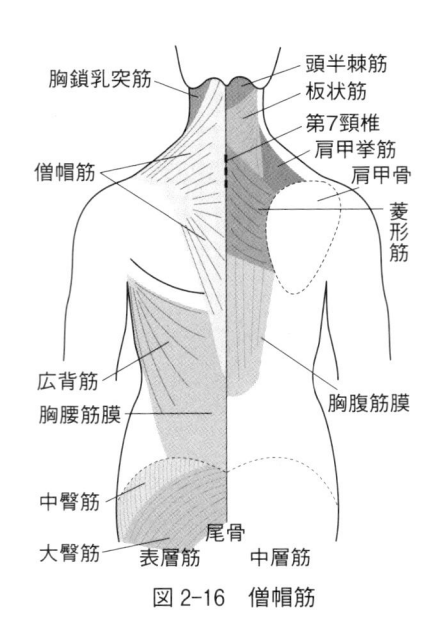

④頸椎の夾脊穴

位置：頸椎から両側に0.5寸離れたところで圧痛硬結を認める部位。

操作：毫針を用い，約0.5寸直刺する。

解説：肩こりとはいいながら，後頸部の筋肉のこりの苦痛を訴える例もけっこう多い。不思議なことに，足太陽膀胱経では天柱から大杼まで経穴は設定されていない。そのため，これを補うために多くの経外奇穴が考えられ臨床上利用されている。頸椎の夾脊穴は，精神的緊張によって経筋病巣を生じやすい。刺針することにより，経筋病巣も癒されるが精神的安定も得られる。

⑤近位療法

阿是穴も大事な治療点である。風池・肩井（胆経），天髎（三焦経）に不快感を訴え，圧痛硬結を認めることが多い。肩こりには，遠位治療では限界があるときが多い。

⑥病因療法

肩こりの原因は，大部分が精神的緊張によって起こるため，安心作用のある穴位に取穴する。また，頑固な肩こりを訴える例では頸背部に細絡や瘀斑が広範囲にみられる場合がある。

頸背部に瘀血があるとき：頸背部に細絡や瘀斑などの瘀血がみられるときがある。このときには陰圧吸引療法（抜缶療法），または刺絡してやると（刺絡抜缶），肩こり感は早く軽減する。

精神的緊張が強いとき：安心効果のある百会・神門・風池・心兪・足三里・太衝などに取穴する。

2 寝違い

手足の少陽経（胆経・三焦経）に障害を来すことが多い。

治療法①　足少陽胆経の障害による寝違い

取穴：絶骨（またの名を懸鐘）

位置：外踝の尖端より真上3寸（4横指）。腓骨を上にすり上げていくと骨の絶するところ。腓骨の後縁と短腓骨筋腱との間の陥凹部。

操作：毫針を用い，約1寸直刺する。針を捻転しながら頸部を運動させる。瀉法で，10分に1回瀉法を施す。10〜30分置針。置針中に頸部を運動させるとよく効果がある。一般に1〜2回で治癒する。

解説：絶骨は足少陽胆経に属し，八会穴の1つ「髄会」でもあり，足の三陽絡である。長期の臨床実践のなかで，この穴位が寝違いに有効であることが証明されている。

　寝違いのために，首のまわりが悪い例では絶骨に刺針すると即座に首の運動痛は改善される。効かせるコツは置針中に頸部を運動させることである。その後，患者が阿是穴を指摘するときは，そこにもう1針するとさらに症状は軽減する。

治療法②　小腸経と督脈に障害があるとき

取穴：後谿

位置：拳を軽く握って取穴する。第5中手骨小頭後の掌の横紋の尖端。

操作：毫針を用い，0.3〜0.5寸刺入し，強く刺激して，針を捻転しながら同時に頸部を動かせる。一般に1回で治癒できる。

解説：後谿は手太陽小腸経の輸穴であり，また八脈交会穴の1つであり，督脈の主治穴でもある。督脈に通じているため，全身の経絡に相通じている。経気が疎通し（疎通経気），風邪を皮膚から退散させ（散風解表），経絡の流れをよくする（活絡）効果がある。それゆえ，この治療法の刺針効果は特に優れている。

治療法③　あらゆる寝違いに有効

取穴：落枕（奇穴）

位置：拳を握り，手背部の第2・3中手指節関節の上0.5寸のところ。

操作：毫針を用い，0.5寸ほど直刺する。強く刺激し30分置針する。10分ごとに1回捻転する。それと同時に患者の頭部や肩を運動させる。一般に1回で治癒する。

解説：この方法は経験穴である。手少陽三焦経の走行上にあるため，少陽経が障害された寝違いに効果があると思われる。

治療法④ 三焦経の寝違い

取穴：外関

位置：手関節の背部，横紋の上2寸で，尺骨と橈骨との間。

操作：毫針を用い，1.5寸ほど直刺する。強く刺激し瀉法を施す。

解説：外関は手少陽三焦経の絡穴であり，奇経八脈の1つである陽維脈の主治穴でもある。陽維脈はおもに足少陽胆経の走行に似ている。十二正経の気血を調節し，経絡の疏通をよくする作用があるため寝違いに効果がある。

治療法⑤ 三焦経の異常（陰陽交差取穴法による）

取穴：内関

位置：手関節内側の横紋の正中の真上2寸の両筋の間。

操作：巨刺の法を用いて，患側とは反対側の内関に直刺し強く刺激し，針感を加える。患者には頸部を左右に回転するように指示し，すばやく抜針する。

解説：内関は手厥陰心包経の絡穴である。寝違いを治し，経絡を疏通し，疼痛を取り去るという特徴がある。手厥陰心包経と手少陽三焦経とは表裏関係にある。内関に刺針することにより手少陽三焦経の異常に関係する寝違いを治療することができる。この取穴は陰陽交差取穴法になる。

3 頸椎症（鞭打ち症・変形性頸椎症など）

①頸椎の夾脊穴

位置：棘突起の下，両側0.5寸離れた部位で圧痛のあるところ。

操作：頸椎の夾脊穴に内方に斜刺し，0.5寸進針する。捻転補法を1分施し，20分置針する。毎日1回，20日間を1クールとする。補助穴として，風池・完骨・天柱を加味すると効果が増す。

解説：頸椎症は中高年者に多く，肝・腎を損傷し，気血の不足，筋骨の潤養失調，風寒湿の邪気を感受して起こる。頸椎の夾脊穴への刺針は，その部位の気血をめぐらし，陰陽のバランスをはかり，筋骨を潤す作用がある。

②陰谷

位置：膝窩横紋内側で，脛骨の内踝後方にある。膝を屈し半腱様筋腱と半膜様筋腱の間の陥凹したところに取穴する。

操作：伏臥位で，膝関節を100～110度に曲げて取穴する。毫針を用い得気を得たのち，5分捻針する。この間，患者にゆっくり頸部を左右に回転，左右前後に首を動かすように指示する。隔日に1回治療する。

解説：陰谷は足少陰腎経の経穴である。頸椎症は腎の虚損によって起こるため，腎経の合穴である陰谷は腎を補う働きがある。また足少陰経筋（腎経）の走行は「脊柱を挟んで上行し後頭骨に結び，足太陽経筋に合している」ため，陰谷に刺針することによって後頸部の筋肉の異常を治すことができる。

4 肩甲間部のこり（膏肓辺り）

①鳩尾と気海

位置と操作：鳩尾は，前正中線上で，胸骨剣状突起の下方で，臍の上7寸。下方に向けて0.5寸斜刺，上胸から心窩部にかけて響きを感じさせる。気海は，臍下1.5寸に直刺すると下腹部全体に響く。この2穴に刺針すると即効がある。

解説：「膏肓の原」の膏肓は前胸郭中を指しているようで，肺・心臓・肋膜の病を総称して膏肓の病といっているようである（参考文献2）。

　背部の異常に，このような部位への刺針で効果があるのか，疑問に思っていたが，実際に治療に用いてみると即効がある。

3 ◆ 膝関節痛

　膝関節痛の治療には，臨床上さまざまな方法を用いてきたが，それぞれ十分な効果を得ることができた。治療例のなかには，器質的な異常があっても針灸治療によく反応した。
　膝関節痛の治療法は，簡便ですぐに役立つ方法から下記の順番で説明する。
　　①膝関節痛の遠位特効穴，②経脈治療，③奇経療法，④病因療法，⑤相対法（透刺法），⑥近位療法。

(1) 膝関節痛の遠位特効穴

　膝関節痛の治療には，さまざまな治療法があり，それぞれ効果があるが，1穴に1針すると効果がある治療法には，下記の方法がある。臨床上，簡便でたいへん役立つので利用していただきたい。

①膝痛3穴
位置：肘部で，上腕骨の橈骨頭と肘頭の間にできる陥凹部。
操作：寸6針で陥凹部に這わすように平刺する。ズキンと強く響きがあるとよく効果がある。20分置針し，その間膝関節の運動をさせると効果が高まる。経験穴である。
解説：上海中医の張洪度氏がよく用いる手技であり，白川徳仁氏の報告によるものである。追試するとよく効果があり速効があるが，なぜ効果があるのか説明がつかない。ただ，膝関節痛に対して肘関節に刺針して痛みが軽減することから，「手足相関」の機序によるものかもしれない。

(2) 経脈治療

疼痛部位がどの経脈の上にあるかを判断する。
①膝の前面と内側に痛みを訴える場合が多い。
　　前面痛：足陽明胃経の異常（陥谷・内庭などに取穴する）
　　内側痛：足太陰脾経の異常（太白・公孫などに取穴する）
②膝関節に絡む経脈
　　内側：足太陰脾経・足厥陰肝経・足少陰腎経
　　外側：足少陽胆経
　　前方：足陽明胃経
　　後方：足太陽膀胱経
それぞれの榮穴や輸穴に取穴する。

（3）奇経療法

①内側痛：陰維脈（内関）↔衝脈（公孫）に刺針
②外側痛：帯脈（足臨泣）↔陽維脈（外関）に刺針

（4）病因療法

①細絡が多く瘀血が痛みの原因になっている場合

取穴・位置：膝窩や膝周囲の細絡（図2-17〜20）
操作：膝窩や膝関節周囲の細絡に刺絡する。
解説：中年以後の女性では，刺針してもあまり効果が認められない場合が多い。このような例は，膝関節痛に瘀血が関与している場合が大部分である。刺絡して瘀血を取り去ってやると，下肢も軽くなり膝関節痛も軽減する。膝窩には，細絡や浮腫を認めることが多い。
　　細絡や静脈の怒張のある瘀血には，局所の細絡に刺絡する。

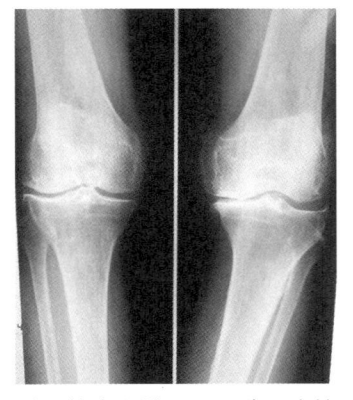

図2-17　膝関節痛を訴える82歳，女性。内腔の狭小化がみられる

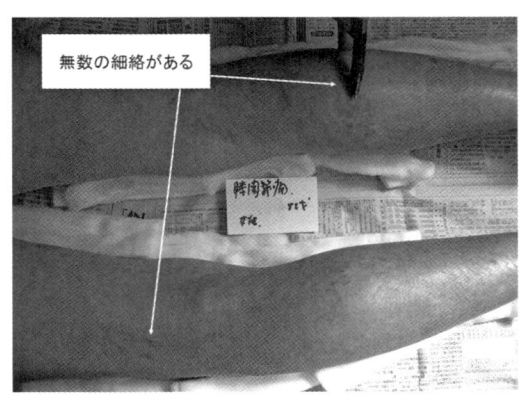

図2-18　無数の細絡がある

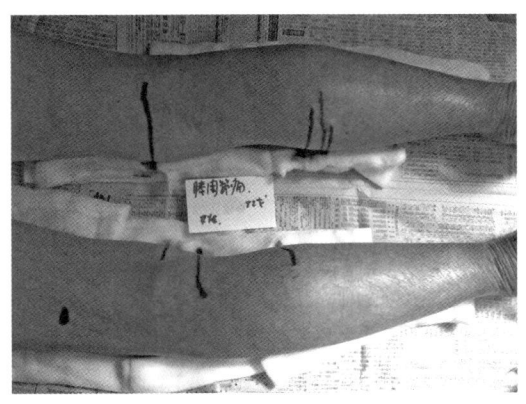

図2-19　刺絡すると瘀血が流出した

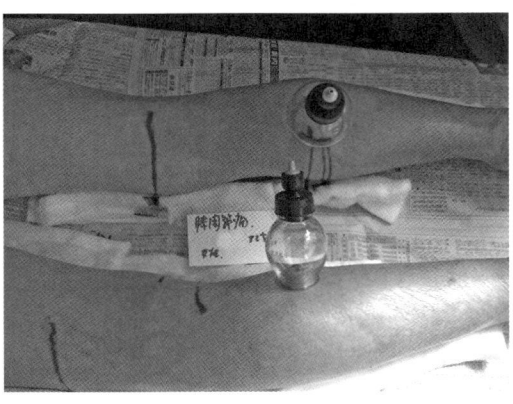

図2-20　刺絡抜缶する

浮腫があるときには，豊隆・公孫・足三里などに刺針して脾胃の機能を刺激する。

(5) 相対法（透刺法）

陰陽で対峙する穴位に透刺するか，対刺して患部を運動させると関節痛は軽減する。下記の方法がある。
①条口から承山の相対取穴
②血海から梁丘の相対取穴
③陰陵泉から陽陵泉の相対取穴

(6) 近位療法

大腿四頭筋上には，膝関節痛のための奇穴が多くある。

①李氏膝上穴（経験穴）

位置：鶴頂（奇穴）（膝蓋骨上縁の正中線上の陥凹部）の真上3横指で大腿四頭筋の大きい腱を触れる。そのやや内側。

操作：毫針を用い，下から上に向けて寸6針を皮膚に30度ぐらいで斜刺する。得気を得たのち，20分置針する。

解説：経験穴である。一般に刺針は，病所に向けて刺針することが多い。しかしこの刺針法は病所とは反対側に向けて進針する。これは膝関節の上方から前面に付着している大腿四頭筋とその腱に直接刺針し刺激することにより，より効果的にしようとする意図と思われる。

コメント：山西省の李定明教授から教えられた刺針法。「穴名は？」と質問すると「経験穴」と言われたので，便宜上，著者が命名した。大腿四頭筋やその腱に直接刺針しているので経筋療法の一種である。即効性があり，臨床上役に立つ。

②大腿部内側の筋肉の圧痛点と阿是穴

位置：膝関節より上の大腿内側部の筋である大腿四頭筋の内側広筋・半膜様筋・半腱様筋・縫工筋などは膝関節内側に付着している。内側の膝関節痛があるとき，必ずこれらの筋肉に圧痛硬結（経筋病巣）があるので，指圧して圧痛硬結部位を探す。そこが治療点である。

操作：毫針，または皮内針を用い，経筋病巣に刺針し，15～20分置針する。

解説：膝関節痛は内側部に痛みを指摘する場合が多い。膝関節に付着する大腿部の筋に経筋病巣ができ疼痛を感じている場合が多いためである。『霊枢』経筋篇では「以痛則輸」（痛いところが治療点である）と述べている。ここが気血の流れが滞っている部位であるからである。

③内合陽（奇穴）

位置：膝窩の委中より下2寸に合陽がある。合陽の内下方1寸に圧痛硬結が

ある。ここに取穴する。
操作：伏臥位で，毫針を用い，1.3〜1.5寸直刺する。
解説：経外奇穴で，足太陽経筋上にある。本穴は膝関節痛だけでなく腰痛・肩関節痛にも効果がある。

④**足陽関**（外側の膝関節痛）
位置：陽陵泉の上3寸，犢鼻の外の陥凹部。大腿骨外側上顆の上の陥凹で，腸脛靱帯の後方で大腿二頭筋腱の前方にあたる。
操作：毫針を用い，1〜1.5寸直刺する。
解説：足陽関は足少陽胆経の穴位である。経筋や経脈の流れをよくし（疏通筋脈），関節の動きをよくする（利関節）作用がある。また近位効果もある。

⑤**膝疾**（内膝疾・外膝疾）（奇穴）
位置：膝疾は内・外側で2個ある。内膝疾は膝内側の隆起から真上4〜6横指にあり，血海の上1寸，内に半寸のところにある。外膝疾は膝外側の隆起の真上4〜6横指，梁丘の上1寸，後方に半寸のところにある。
操作：3寸の毫針を用い，大腿骨に向けてすばやく直刺する。針尖が大腿骨に触れたのち，わずかに引き上げ，再び大腿骨上縁に沿って約1寸すばやく刺入する。抵抗を感じたらそれで十分である。深さは2〜2.5寸で，30分置針する。隔日に両穴を交互に使用する。
解説：この方法は局所療法である。運用の仕方が適切であれば，一般に著明な効果が得られる。解剖学的には，大腿四頭筋とその腱は上前面から膝関節に強く付着している。それだけに大腿四頭筋に直接刺針する治療法には，膝関節痛の治療穴が多く存在している。
　　これらの治療法は，刺針後「起き上がりが楽になる」など速効性がある。

PART 2　運動器疾患の針治療の実際

4 ◆ 肩関節痛

　　上腕挙上障害・スポーツ傷害による肩関節痛・五十肩（肩関節周囲炎）・棘上筋症候群・回旋筋腱板損傷など，東洋医学では病名には関わりなく，すべての上腕の挙上障害や肩関節痛に針灸治療で効果がある。

治療法①　肩関節周囲炎を含むあらゆる肩関節痛
取穴：条口から承山への透針（対刺）
位置：条口（足陽明胃経）は犢鼻の下8寸にある。承山（足太陽膀胱経）は下肢の腓腹筋の内・外側の筋腹の交差した下端の陥凹部。
操作：交差取穴法（被患側の反対側）を用いても，同側に取穴しても同様の効果が得られる。
　　交差取穴法とは，左側の肩関節痛には右側の穴位を用い，右側の肩関節痛には左側を取穴する。いわゆる巨刺の法である。
　　毫針を用い，条口から承山に向けて3.5～4寸直刺する。長針がなく透針できないときには，条口から承山に向けて，また承山から条口に向けて対刺するとよい。刺入後，提挿捻転し，多くは瀉法を用いる。20分置針し，その間1～2回行針する。これに加えて患者に肩関節の運動をさせる。
解説：本方は遠位効果で，経脈の流れをよくし，風邪を退散させることによって肩関節痛によい効果を得ることができる。本法はあらゆる肩関節痛に効果があり応用できる。
　　作用機序は下記の通りである。肩関節には手の陰陽の6つの経脈が走行している。肩関節痛では，特に手の陽経の経脈が関係していることが多い。
　　肩の後方は手太陽小腸経が，外側には後方から手少陽三焦経・手陽明大腸経が，肩関節の前方には手太陰肺経が走行している。
　　下肢の条口に取穴するのは，条口は足陽明胃経であり，手陽明大腸経とは同名経であるからである。また足太陽膀胱経の承山に取穴するのは，手太陽小腸経と同名経であるからである。また手陽明大腸経は手太陰肺経と表裏関係にあるので，条口に取穴することにより肺経の異常を治すこともできる。ここでは三焦経に対する配慮がないように思われるが，膀胱経は大椎ですべての陽経が交会しているので三焦経も癒される。肩関節痛の治療のために下肢に取穴するのは，上病下取の法になる。
コメント：本方で効かせるポイントは，しっかりと得気を得た後，置針中に患部を運動させることである。また本方で治療後，運動痛は大幅に改善されるが，必ず阿是穴が残るので，そこに1針するか，皮内針を使用するとさらに効果は得られる。
　　この治療法は，どのような原因の肩関節痛の治療にも，一番のお勧めで

ある。

治療法②　上腕が痛くて挙がらない（上腕挙上障害）
取穴：下肢の足三里下の圧痛点（条口辺りに相当する）
位置：足三里の下3寸ほど，脛骨の外側で，手で圧迫して疼痛があるところ。
操作：毫針を用いて，圧痛点から承山に向けて捻転しながら2〜4寸進針する。おもに瀉法を施し，20分置針する。5分ごとに1回行針する。置針中には患者に患側の肩の運動をさせる。
　一般に軽症のものは1〜2回で治癒する。病歴が長い人は10回ぐらいで治癒する。
解説：上腕の疼痛と挙上困難は，多くは陽明経の経筋病変による。手陽明大腸経は足陽明胃経とは同名経である。本方は遠位治療効果のある足陽明胃経上にあり，上病下取の法になる。ここに刺針すると特に効果がある。

治療法③　肩関節周囲炎・肩関節痛
取穴：中平（奇穴）
位置：足三里の下1寸，上巨虚の上2寸のところで圧痛のあるところ。
操作：毫針を用い，提挿捻転し，強く刺激し，針を強く引き出しゆっくり針を刺入する瀉法（緊提慢按）を行い，針感を得て20分置針する。置針中に患者には患側の肩の運動をさせる。
　多くは左肩が悪いときには右側に刺し，右肩の場合は左側に刺針（巨刺の法）する。両側が痛む場合は両側に刺針するのが原則である。
　一般に1〜2回で治癒する。病歴の長いものには肩関節の拘縮があるので治癒するまでには，もっと多針する必要がある。
　上腕の疼痛と挙上困難は，多くは陽明経の経筋病変によると考えられ，中平は足陽明胃経上にあるので肩関節痛には遠位効果がある。

治療法④　肩関節周囲炎
取穴：肩部の阿是穴
位置：肩関節の運動をさせて，特に痛みを感じる部位（圧痛点）を探す。ここが治療点である。
操作：圧痛点に毫針を用いて刺入し，提挿捻転し，30分置針する。皮内針，灸頭針でもよい。隔日に1回治療する。
解説：肩関節痛は多くは風寒を受け，これゆえに，いわゆる「漏肩風」（漏風は，「風がすきまから入り込む」の意味）といわれる。風寒の邪が経絡を阻滞し，気血の流れを傷害し，経筋系統の栄養を阻害し，関節障害を起こしているのである。この治療法は「以痛為輸」（痛いところが治療点である）による，近位作用の治療方法である。

治療法⑤　五十肩・肩関節痛

取穴：内合陽

位置：膝窩の中央の下1寸に合陽がある。その下やや内側に圧痛硬結がある。ここが内合陽である。左右に取穴する。

解説：経筋療法の1つである。内合陽は足太陽経筋の走行上にある。『霊枢』経筋篇では，「筋肉はつながっている」と考えられている。この治療法はこれを利用したものである。事実，足太陽経筋上の内合陽に刺針すると「足太陽経筋の走行」通りに肩関節痛も軽減する。

治療法⑥　肩関節前方の痛み

取穴：肩前（奇穴）・臑兪

位置：肩前は，肩髃と肩部の前面の腋窩横紋の先端とを結ぶ線の中点。指圧すると限局した圧痛がある。臑兪は小腸経の穴位で三角筋の後方にあり，肩貞の真上の肩甲棘下縁外側の陥凹部にあり，指圧すると心地よい圧痛がある。

操作：毫針を用い，直刺し得気を得て15～20分置針する。

解説：肩関節痛を訴える患者の大部分は，肩前と臑兪に痛みを訴えることが多い。肩前は経外奇穴であるが，手太陰肺経の循行上にある。前方の肩関節痛を訴える患者の大部分は，阿是穴としてこの部位を指摘することが多い。『霊枢』経筋篇によれば「以痛則輸」（痛いところが治療部位）である。局所取穴として，この2穴に瀉法を用いて刺針すると速効がある。

治療法⑦　上腕挙上時の肩関節痛

取穴：夾脊穴（第5～7頸椎と第1胸椎）

位置：第5～7頸椎と第1胸椎の棘突起の下から外側0.5寸。

操作：患側の，この部位に圧痛硬結があるので，寸6針を用いて，やや内側に刺針し得気を得て20分置針する。

解説：ここは上腕に分布している腕神経叢が，前斜角筋と中斜角筋の間を通過している部位である。これら2つの筋肉に浮腫や瘀血などなんらかの異常が生じたときに，腕神経叢が圧迫されて末梢部に異常が生じる。この夾脊穴に刺針することによって異常が取り去られるので，上腕挙上時の肩関節痛は解消される。

　本法は，上腕挙上障害のみならず，各種の肩関節疾患・鞭打ち症・肘関節痛・前腕痛などに効果がある。腕神経叢から分枝した神経が肩や腕全体に分布しているからである。

治療法⑧　肩関節痛

取穴：天鼎

位置：胸鎖乳突筋の後方，喉仏の高さ，指圧すると圧痛がある。側臥位で刺針すると安全である。

操作：0.3〜0.5寸直刺する。刺針すると一瞬下方に響きが走れば、ただちに抜針する。置針はしない。

解説：天鼎は手陽明大腸経の穴位である。手陽明大腸経に原因する肩関節痛に効果がある。また手陽明大腸経は手太陰肺経とは表裏関係にあるので、肩関節前方の肺経の異常も改善する。

治療法⑨　肩関節痛

取穴：肩関節周囲の経穴（肩前・肩髃・肩髎・臑兪）

位置：肩前（肺経の走行上）は、肩髃と肩部の前面の腋窩横紋の先端とを結ぶ線の中点。上腕を挙上すると肩峰の近くの前後に2つの陥凹部ができる。前方が肩髃（大腸経）、後方が肩髎（三焦経）である。臑兪（小腸経）は三角筋の後方にあり、上腕をわずかに挙上したときにできる肩甲棘の下縁外側の陥凹部。

操作：毫針を用い、直刺し、得気を得て20分置針する。前方に痛みがあれば肩前、手陽明大腸経に痛みがあれば肩髃、手少陽三焦経に痛みがあれば肩髎、後方に痛みがあれば臑兪に刺針と、疼痛部位によって使い分ける。これらは、経脈の循行する部位に刺針すると、その経脈上の異常を治すことができることによる。またいずれの穴位も肩関節周囲にあるので、近位効果もある。

5 ◆ 肘関節痛

　　　　肘関節痛を生じる上腕骨外上顆炎（テニス肘・ゴルフ肘）に対しては、まず刺針によって治療する。しかし、それでも鎮痛効果が得られないときがある。このときには、阿是穴に火針すると著効が得られる。

治療法①
取穴：条口から承山への透刺
位置：条口は胃経の足三里の下5寸。承山は膀胱経で、膝窩の下、腓腹筋の筋腹の下の正中線上。
操作：肩関節痛の治療法①を参照のこと。
解説：肘関節痛の場合は、手陽明大腸経と手太陽小腸経が障害されていることが多い。この取穴は、足陽明胃経と足太陽膀胱経に刺針することにより、手陽明大腸経と手太陽小腸経の異常に対応できる。

治療法②　上腕骨外上顆炎・テニス肘
取穴：曲池から少海への透針
位置：曲池（大腸経）は、肘を曲げ、肘窩横紋外端のやや外方の陥凹中にとる。少海（心経）は、肘を直角に曲げたときの、肘窩横紋の尺側端と上腕骨内側上顆の間の陥凹部。
操作：肘を90度に曲げて取穴する。毫針を用い、曲池より進針し、まっすぐ少海に透針する。強く刺激し、20分置針する。毎日あるいは隔日に1回治療する。
解説：この治療法は近位取穴法である。「局所の穴は、その付近の器官の疾患を治す」ことができるからである。
　　　　この取穴法は、「肘を曲げて」刺針することが大事である。肘内側にある血管や神経への損傷を避けるためである。

治療法③　肘関節痛
取穴：肘痛2穴
位置：次の2穴に刺針する。①曲池と上腕骨外側上顆の間で、強く指圧すると圧痛があるところ。②上腕骨外側上顆と肘頭との間の陥凹部（肘兪・奇穴）。
操作：①直刺し得気を得て置針する。②末梢に向けて平刺し得気を得て20分置針する。肘関節の外側の痛みに効果がある。
解説：なお混同しやすいが、「膝痛3穴」は肘に刺針するが膝関節痛を取る刺針法である。

治療法④　肘関節痛

取穴：阿是穴への火針

操作：まず痛みのある部位2〜3カ所に印をつけ，その部位に火針する。その後，肘関節の運動をさせて，痛みは軽減しているが，まだ運動痛を感じる部位があれば，その部位にさらに火針すると，痛みは大幅に軽減する。翌日まだ痛みがあれば，同様に処置すると痛みは1〜2回で消失する。

解説：火針は速効がある。火針後，身体全体の温かさを感じるが，これは「陽気が動く」からである。なお感染の予防のために，治療当日は入浴は避ける。

コメント：筆者自身がゴルフ肘になり，肘関節痛（肘の橈骨側と尺骨側の両方の痛み）に悩んだとき，上記の方法で火針すると，2回で完治した。以後，頻回にゴルフのラウンドと練習に励んでいるが再発は起こらない。

　肘関節痛の治療のなかで，最も効果のあるのは火針によるこの方法である。

6 ◆ 顔面部の疾患

　顔面部の異常である，三叉神経痛と顔面神経麻痺について述べる。三叉神経（図2-21）は第5脳神経に相当し，橋から出て三叉神経節を作ったのち，眼神経・上顎神経・下顎神経の3枝に分かれて顔面に分布し，顔面・口腔・鼻腔・角膜などの感覚や，咀嚼運動を司っている。したがって，三叉神経が障害されるとこれらの部位に疼痛が起こってくる。

　また，顔面神経（図2-22）は顔面の表情筋の随意運動を司っているので，顔面神経が障害されると表情筋の運動障害が起こってくる。

1 三叉神経痛

　三叉神経痛は，それほど高頻度に遭遇する疾患ではないが，現代医学にとっても東洋医学にとっても難治であり，痛みが再発することも多い。現代医学より針灸治療の鎮痛効果が優れている。

　一般に，針灸治療を受けるまでには，数カ所の現代医学の医療機関にかかり，さまざまな鎮痛薬や神経ブロックなどで治療し，万策尽きて東洋医学の治療を求める傾向がある。

　三叉神経痛の治療には，①遠隔部（背部）からの治療，②経絡を利用した遠位治療法，③奇穴による治療法，④近位治療がある。それぞれについて説明する。

　顔面の痛みは，直接触ると痛みを誘発するため，顔面痛の激しいときにはできるだけ顔面には触れず，遠位より治療したほうがよい。少し触れただけでも，痛みを誘発するからである。局所の痛みがある程度軽減した時点で，患部近くに取穴するとよい。

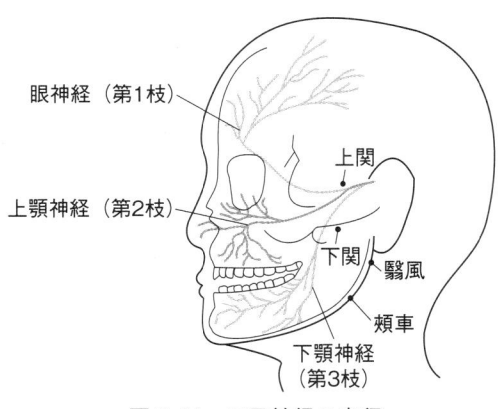

図2-21　三叉神経の走行

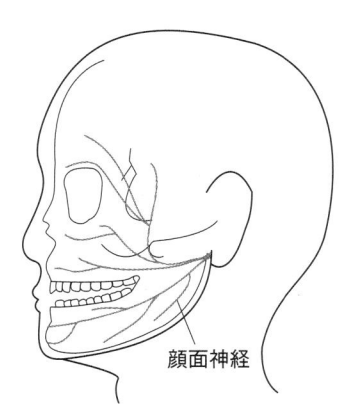

図2-22　顔面神経の走行

（1）背部からの治療

　三叉神経痛の患者は，顔面の痛みに過敏になっているため，初期の激しい症状には顔面への直接刺針を避けるほうが好ましい。

　三叉神経痛の針灸治療は，顔面に異常があるときは背部に圧痛や硬結点ができるので，そこに刺針する。顔面の異常を「背部から治療する」方法は，常識的には奇異に感じるかもしれないが，臨床の場ではよい効果が得られる。

　このような顔面部の疾患でも，患者は肩こりや首こりを苦痛に感じている場合が意外と多い。このとき，この苦痛を取り去ってやると顔面の痛みは大幅に軽減する。

　顔面にできるにきびや，目にできる麦粒腫があるとき，上背部の圧痛過敏点に刺針，また上背部の細絡や毛嚢炎の部位（肩甲区反応点）（図 2-23）に刺絡すると，顔面の異常が改善されるのによく似ている。

治療法①

取穴：後頸部の督脈・夾脊穴

位置：後頸部では風池，頸部の夾脊穴，督脈では大椎・陶道・身柱辺りとその周辺の足太陽膀胱経の圧痛硬結部位を探す。穴位の部位にこだわることなく，圧痛硬結点を探すとよい。胸鎖乳突筋の周辺の穴位としては天鼎（大腸経，胸鎖乳突筋の後縁にある），完骨（胆経）などを目安に圧痛点を探す。

操作：毫針を用い，得気を得て 20 分置針する。

解説：後頸部や側頸部の圧痛点に刺針する。側頸部の胸鎖乳突筋上やその周辺，上後頸部の督脈・足太陽膀胱経・足少陽胆経上を按圧して圧痛硬結部位を探し，そこに刺針する。これだけでずいぶん顔面部の痛みは軽減する。

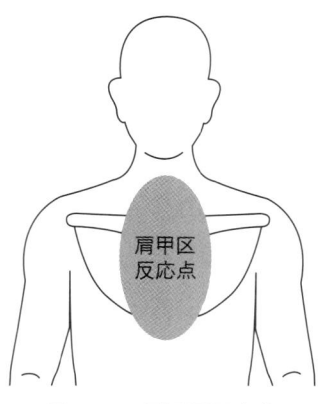

図 2-23　肩甲区反応点

治療法②
取穴：頸部の夾脊穴の圧痛硬結部位，背部の胃兪・大腸兪
解説：後頸部では風池，督脈では大椎・陶道・身柱辺り，頸部の夾脊穴の圧痛硬結部位，また足太陽膀胱経上では肺兪・胃兪・大腸兪辺りに異常が現れやすい。陽明経は顔面をめぐっているからである。これらの異常は左右の肩甲骨に挟まれた区域に現れやすいので，「肩甲区反応点」（図2-23）と呼ばれることもある。

（2）経絡を利用した遠位治療法

顔面のうち，正面には手足の陽明経が分布し，口の周辺には手陽明大腸経が，眼の下には足陽明胃経が走行している。特に上歯は胃経，下歯は大腸経の支配するところである。また顔面の側面には手足の少陽経（三焦経・胆経）が分布している。したがって，顔面痛の部位よって，その領域を支配する経脈の穴位に取穴することになる。

疼痛部位がどの経脈上にあるかを判断して，その経脈上の穴位（榮穴・輸穴・郄穴・原穴など，また圧痛硬結のある穴位1穴）に置針し，患部の顔面を運動させる。

激痛が治まった時点で，温溜・合谷・曲池（大腸経），足三里（胃経），三陽絡（三焦経），後谿（小腸経）などに取穴して，顔面を擦るとよい結果が得られる。効果の現れ方は徐々にであり，1回の治療ごとに薄皮を剥ぐ感じである。

（3）奇穴による治療法

奇穴療法として，三叉神経痛には一重穴（外踝の上3寸，前方に1寸開く）と二重穴（外踝の上3寸，前方に2寸開く）が，即効的効果がある。これらの奇穴はともに足陽明胃経の上にある。

（4）近位治療

翳風・上関・下関などの近位部への治療は，三叉神経の走行を考えると神経ブロックしていることになる。また阿是穴も大事な治療点である。

①翳風
位置：耳垂の後ろで，下顎角と乳様突起との間にある陥凹部。
操作：0.8～1寸やや前方に向けて斜刺し，顔面に響かせる。
解説：翳風は手少陽三焦経の穴位である。手足の少陽経の会穴でもある。三叉神経の付近に直接刺針することになる。

②上関
位置：頬骨弓の上縁で，目尻と耳珠の中央，下関の真上の陥凹部。
操作：0.5～1寸直刺する。

解説：上関は足少陽胆経の穴位である。手足の少陽経（胆経・三焦経）と足陽明胃経の会穴でもある。顔面は，手足の陽明経と少陽経が分布しているため，上関に刺針すると三叉神経痛の痛みを取り去ることができる。また近位効果もある。

③下関
位置：頬骨弓の下縁で，下顎骨頭の前方の陥凹したところ。口を閉じて取穴する。
操作：0.3～0.4寸直刺する。
解説：下関は足陽明胃経の穴位であるが，足少陽胆経との会穴でもある。

治療例　三叉神経痛

症例：◎田◎美子，90歳，女性，2009年5月19日初診
主訴：右顔面痛
経過：数年前から顔面痛に悩んでいる。顔を洗うとき，痛みが激しいため朝が苦痛になる。治療はさまざまな医療機関で受けているが，娘の腰痛が針灸治療により短期間に軽減したので，転院したいと受診した。

痛み止めのために11種類の薬を内服している。ボルタレン・テグレトール（てんかん治療薬）・デパス（精神安定剤）・ケタス・メチコバール（ビタミンB_{12}）・ミグレニンなどの鎮痛薬を受診した医療機関で処方されていたという。
診断：三叉神経痛
治療：奇穴療法を試みた。一重穴と二重穴に刺針すると，痛みは大幅に軽減した。

治療すると長年の痛みがすぐに取れたので，「神様のように，ありがたかった」と言う。以来，軽度ではあるが，ときどき顔面の痛みを訴えるので，局所に浅く刺して置針している。

コメント：三叉神経痛は現代医学では痛みが軽減しないので，患者は医療機関を点々とし，一時的な安らぎを求めて鎮痛薬を連用している。

針灸治療により，比較的短時間に痛みは寛解する。しかし，精神的また肉体的な過労によって痛みは再燃する傾向がある。針灸治療は即効的に鎮痛効果を発揮することができる。

2　顔面神経麻痺

しばしば遭遇する疾患である。現代医学で治らないからと東洋医学の治療を求めて来院する場合が多い。

針灸治療の開始が早いほど回復は早くなる。現代医学の治療では，発病から2週間ステロイド剤を点滴して効果がなければ，それからの治療法はない。針灸治療のほうがはるかに優れている。

針灸治療で比較的早く顔面神経麻痺が改善される。顔面の上のほう，額から目の周囲から，最後に口の周りへと回復していく傾向がある。

治療は，刺針することで活血通絡・疎調経筋をはかる。

取穴は，陽白・頰車・地倉・翳風・合谷などである。おもに手足の陽明経が顔面をまとっているため，手陽明大腸経と足陽明胃経の穴位が使用される。

風寒には風池，風熱には曲池，眉の運動障害には魚腰，口の歪みには人中と承漿を加える。

(1) 顔面神経麻痺の針灸治療

手足の陽明経が主治する。

遠位取穴としては，足三里・合谷・耳の後ろの風池（胆経）・翳風（三焦経）を取る。顔面には下関・上関・四白・頰車・地倉・攢竹（膀胱経）・陽白（脾経）。風寒には風池，風熱には曲池，眉の運動障害には魚腰（奇穴），口の歪みには人中（督脈）と承漿（任脈）。両側に置針する。

取穴：陽白・頰車・地倉・翳風・合谷
位置：1針では完治しないため，比較的多くの刺針が必要である。遠位と近位に刺針する。治療頻度は隔日。
操作：直刺し，得気を得る。
解説：顔面は足陽明経筋と手陽明経筋が支配する。取穴は手足の陽明経を取る。
コメント：顔面筋は1～2週間から1カ月かけて徐々に回復する。

治療例　顔面神経麻痺

症例：○々○一○，68歳，男性，2011年4月24日初診
主訴：突然の右側顔面神経麻痺
経過：1カ月前，突然に顔面神経が麻痺した。早速，入院して1カ月点滴したが，いっこうによくならない。以前，椎間板ヘルニアのとき，針灸治療でよくなったことがあるので，針灸治療で効果があるかもしれないと来院した。
所見：写真
診断：顔面神経麻痺
治療：4月26日から針灸治療を開始した。両側の合谷・足三里，顔面には，下関・上関・四白・頰車・地倉・攢竹に取穴し，耳の後ろの風池・翳風に取穴した。同時に，麻痺した側には桂皮末を白酒に浸した液を塗り，また健側の痙攣したように見える側にバーユ（馬の油）を塗って顔面マッサージをしてもらった。
患者の仕事の都合で1週間に1回治療を継続している。
治療経過：5月17日現在で，額・顔面の筋に回復がみられる。
コメント：現代医学による治療後に，針灸治療

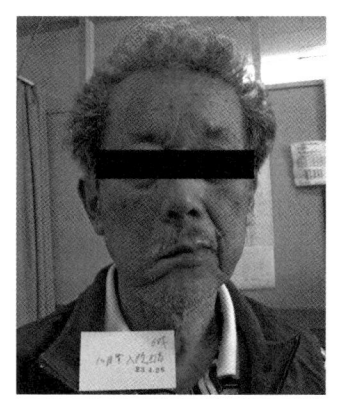

写真　右側顔面神経麻痺

を求めて来院する例が多い。針灸治療を始めると、まず額から顔面の下垂、頬の筋肉と上から下に向かって表情筋の回復がみられる。

この際、麻痺した側には桂皮末を白酒（消毒用アルコールでも可）に浸した液を塗り、また健側の痙攣したように見える側にバーユ（馬の油）を塗って顔面マッサージをすると早く回復する。この治療法は、『霊枢』経筋篇の足陽明経筋の箇所に記載されている。

7 ◆ 胸部の痛み

注：胸痛の原因になる心疾患（狭心症・心筋梗塞など），肺疾患（気胸・肺炎など），肋骨骨折などは除外する。

治療法①　あらゆる部位の胸部痛・肋間神経痛
取穴：外関から内関への透針
位置：外関は，手関節の背側の横紋の中央から上2寸，尺骨と橈骨の間。内関は，手関節の内側の横紋の中央から上2寸。ちょうど外関の掌側になる。
操作：外関から直刺し，内関の皮下に達するまで刺入する。得気を得て20分置針する。置針中，5分ごとに捻針し刺激を与える。
解説：外関と内関はともに奇経八脈の交会穴でもある。外関（三焦経）は陽維脈の主治穴，内関（心包経）は陰維脈の主治穴である。
　　外関を主治穴とする陽維脈は，手足の太陽経・少陽経・督脈で全陽経と関連している。
　　内関を主治穴とする陰維脈は，足少陰腎経・足太陰脾経・足厥陰肝経・任脈・手厥陰心包経に関係し，おもに身体の内部に関連している。内関は手厥陰心包経の絡穴であるだけでなく，ここから手少陽三焦経と交会する。したがって，内関と外関の2穴で十二経脈の気血を調節し，経絡の疏通をよくし，止痛効果を発揮する。一般に，気滞・瘀血が胸肋痛を起こしているときに効果がある。
コメント：打撲・肋間神経痛などあらゆる胸肋痛はもちろん，背部痛（肩甲骨の内側）にも効果がある。胸肋痛には本方のみで十分速効がある。

治療法②　脇肋痛（おもに胆経上に疼痛があるとき）
取穴：陽陵泉
位置：下肢外側，腓骨頭前下縁の陥凹しているところ。
操作：2寸針で直刺する。ゆっくり挿入し得気を得てから置針する。
解説：陽陵泉は足少陽胆経の合穴である。おもに逆気を排除し，熱を瀉し，滞りをめぐらせ（瀉熱行滞），経気の流れをよくして痛みを止める働き（疏経止痛）がある。

治療法③　カゼや気管支炎などで咳がひどいとき
取穴：魚際
位置：第1中手骨の手掌側の中点で，赤白肉際のところ。
操作：毫針を用い，直刺して，得気を得て置針する。
解説：魚際は手太陰肺経の滎穴である。虚熱をさまし，陰血を育てる作用がある（清虚熱・育陰血）。胸肋の隠れた痛み（胸肋隠痛）・咽燥煩熱に対しても効果がある。

治療法④　胸肋痛

取穴：支溝

位置：上腕の外側で，外関の真上1寸。

操作：1.5～2寸直刺する。5分に1回行針し，痛みが止まると抜針する。一般に1～2回で治る。

解説：支溝は手少陽三焦経の経穴である。肋痛の病はおもに肝胆に関係が深い。足厥陰肝経は胸肋に分布している。また足少陽胆経は足厥陰肝経と表裏関係にあり，その脈は脇側をめぐっている。支溝は経気の流れをよくし（疏通経気），熱が経気の流れを塞ぐのを通利する効果がある。そのために肝胆の湿熱に対して，肝気鬱結している脇痛には著効がある。

治療法⑤　胸肋痛

取穴：相応する高さの夾脊穴

位置：胸椎の棘突起の下の両側，0.5寸離れたところ。

操作：痛みに相当する高さの胸椎の夾脊穴を丹念に指圧し，圧痛硬結部位に取穴する。通常，患側に圧痛硬結が著明になっている。1.3～1.6寸針を用い，正中線より約1.5cm離れたところにやや内側に向けて刺針する。特に胸椎に変形がある症例に効果がある。

解説：肋間神経は脊椎間から出ているため，夾脊穴は神経根ブロックをしていることになる。

治療法⑥　肋間神経痛

取穴：局所の阿是穴

位置：できるだけ限局した疼痛部位を探す。

操作：毫針を用い，肺を破らないように平刺する。もし限局した疼痛点があれば，皮内針が有効であり，まったく痛みもなく，しかも速効がある。皮内針は痛みを怖がる人や子供にも最適である。

解説：『霊枢』経筋篇では，「以痛為輸」（痛いところが治療点である）と説明している。痛みのある部位は気血が不通になっているためで，そこに刺針すると気血が通じ痛みは消失する。皮内針は，刺激量としては微量であるが，持続的効果があるので不思議によく効果がある。

PART 2　運動器疾患の針治療の実際

8 ◆ 股関節部の疾患

1 股関節部痛の原因と針灸治療

股関節部痛は，下肢の運動による股関節の過労・変形性股関節症・大腿骨頭壊死などによって起こる。

変形性股関節症は，股関節の磨耗性疾患である。長年の股関節の摩滅によるものでおもに中年以後に発症する。股関節に損傷を与えるような外傷や疾患は軟骨に退行性病変をもたらし，変形性股関節症の原因ともなる。骨頭が骨硬化し，寛骨臼窩に骨硬化が生じると大腿骨に付着している靱帯・筋が痛みだし，股関節の前後，外側や会陰部の筋肉に痛みが立体的に発生するようになる。

本症では，変形の程度にもよるが，鍼灸治療により痛みの症状はずいぶん軽減される。本症状の痛みは特徴があり，股関節の前後の痛み・腰痛・会陰部痛・下腹部痛と「疼痛部位は立体的」である。

下方に放散する坐骨神経痛とともに，股関節の痛みは，股関節に付着する臀筋群・内寛骨筋・回旋筋群，それに大腿骨の上部に起始する大腿四頭筋・腸脛靱帯などが痛み出すため，股関節周囲全体に発生する。

要するに，足少陽経筋上の大腿骨の骨頭部は，前後運動はもちろん，外転や回旋運動をするために多くの筋肉が付着している。当然，経筋病巣もこれらの部位に生じることになる。足陽経の三経筋は互いに影響し合い立体的な疼痛を生じるようになる。

股関節の異常の軽度な症例では，針灸治療で効果が得られるが，数回試みて効果が得られなければ，特に大腿骨の骨頭壊死は程度にもよるが，外科的な治療の対象になる可能性が高いので整形外科への受診を勧めるとよい。

治療法①
取穴：居髎とその周辺の圧痛硬結
位置：居髎は大腿部骨頭の3～4cm真上にある。「居」は倨（かがむ）の意味である。「髎」は骨の陥凹するところの意味である。膝を屈してかがむとこの穴位のところに陥凹ができる。取穴する体位は側臥位で，膝を曲げて取穴する。上前腸骨棘と大転子を結ぶ線上の中央。
操作：2寸の毫針を用い，直刺し，骨に当たるまで深く刺入し周囲に放散する針感を得れば効果がある。按圧して本穴の周囲の圧痛硬結部位にも直刺する。
解説：本穴は骨頭の真上に位置する。骨頭周辺の経筋病巣（圧痛硬結）を探す。患者の指摘する阿是穴を指圧すると筋の硬結に触れる。そこが治療点

8．股関節部の疾患

でもある。その都度，痛みの部位は変化するため，按圧して圧痛硬結部位を確かめるとよい。

治療法②
取穴：環跳
取穴：大腿骨の大転子と仙骨裂孔を結ぶ線上で，外側より3分の1のところ。
操作：体位は側臥位または伏臥位，2～3寸針でやや内側に直刺する。下肢に放散する響きがあれば効果がある。
解説：環跳は梨状筋上にある。直刺すると梨状筋に刺針していることになり，坐骨神経痛（梨状筋症候群）を治すため，足太陽膀胱経の痛みを取る効果がある。本穴に関しては「腰痛」の項を参照のこと。

治療法③
取穴：阿是穴
位置：大腿骨上部の大転子がボコッと飛び出ているため，大きな目安になる。大転子の上の居髎から維道の周辺に圧痛硬結部位を探し刺針する。
解説：本症の場合，治療によって治った部位の痛みは軽減するが，痛みを訴える部位はほかの部位に転々と移動する傾向がある。そのためその都度，阿是穴に刺針すると，次第に股関節痛は軽減していく。

2 変形性股関節症・大腿骨頭壊死の針灸治療

取穴：居髎とその周辺の圧痛硬結部位
位置：治療法①を参照のこと。ここには中殿筋・小殿筋が付着しており，圧痛硬結（経筋病巣）として触れることが多い。ここも治療部位である。
操作：治療法①を参照のこと。
解説：大腿骨頭変形症や大腿骨頭の壊死による痛みは，①背部の腰痛，②外側の腰痛，③大腿部前方の痛みが混在し，立体的に腰部に疼痛を訴える。大腿部骨頭の壊死が進行した例は，人工骨頭の手術が必要になる。

治療例　股関節痛に奇経療法

症例：〇村〇雄，男性，2008年11月22日初診
主訴：右股関節部痛（**写真❶❷**），片足を引きずっている。
経過：8年前から整形外科で治療している。内服薬とときどきブロック注射をしていたが，痛みがなくならないため来院した。
所見：股関節の関節腔に狭小化（**写真❸**）がある。腰部には，細絡が無数に散在している（**写真❹**）。
診断：変形性股関節症（関節腔の狭小化）
治療：足少陽胆経の痛みである。胆経の別経である陽維脈とそのペアーで用いられる帯脈とそれぞれの主治穴・外関と足臨泣を取穴した。①奇経療法の陽維脈（外関）↔帯脈（足臨泣）で治療すると，跛行はなくなり正常に

PART 2　運動器疾患の針治療の実際

歩行できるようになっていた。「ガクッとした痛みがあったが，なくなっている。楽になった」と喜んでいた。
②環跳・阿是穴・委中に置針したのち，正常に歩いて帰っていった。

治療経過：その後，腰部の細絡にときどき刺絡し，週に1〜2回の割合で同様の治療を続けている。生活の質は改善されている。

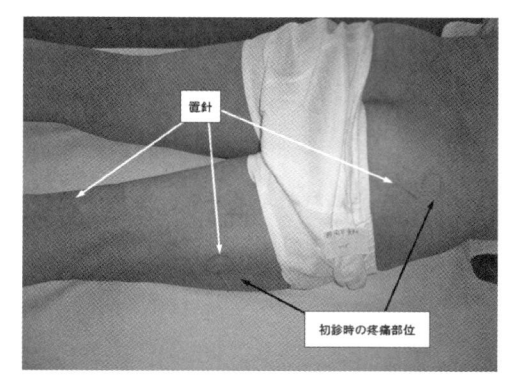

❶　初診時の疼痛部位

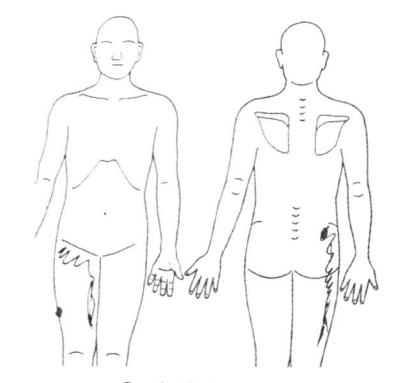

❷　初診時のカルテ

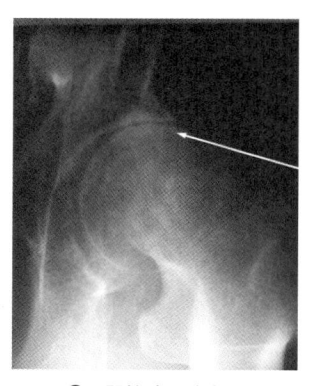

❸　関節腔の狭小化

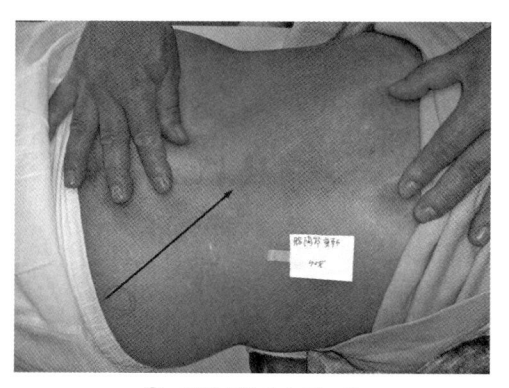

❹　細絡が散在している

9 ◆ 上肢の疾患

1 上腕痛

治療法①　上腕痛・上腕挙上障害

取穴：条口から承山への透針

位置：条口は，足陽明胃経の走行上で，足三里と解谿のほぼ中間に位置する。承山は腓腹筋の内・外側筋腹の交差部の下端にある。

操作：3寸針を用い，条口から承山に透針する。得気を得て置針する。置針中に患者に患側の肩関節の回転運動や上肢の上下運動をさせる。

解説：条口は足陽明胃経に属する。承山は足太陽膀胱経に属する。肩関節には，おもに手陽明大腸経・手太陰肺経・手少陽三焦経・手太陽小腸経がまとっている。胃経は同名経の大腸経に作用し，膀胱経は同名経の小腸経に作用する。また，大腸経は肺経とは表裏関係である。膀胱経は大椎で少陽経と交わっている。それゆえ，足に刺針することにより上肢痛，上肢挙上障害や肩関節の異常を治すことができる。「上病下取」になる。

本方は運動痛にはよく効果がある。治療後，限局した部位に痛みがあれば，その阿是穴に直接刺針すると効果がある。

治療法②

取穴：止痛穴（奇穴）

位置：手背の第3・4中手骨の間で，後3分の1の陥凹したところ。

操作：毫針を用い，約0.5寸直刺する。強く刺激する。1～2分，提挿捻転して，針感を前腕および手指に放散させる。10分置針。置針中に患側の肩の運動をさせるとよく効く。隔日に1回治療する。

解説：経験によって得られた奇穴である。止痛穴は手少陽三焦経の走行上に近いため，三焦経に関係した上腕痛に効果があると思われる。

治療法③

取穴：扶突

位置：側頸部にあり，喉頭隆起と水平の高さで，胸鎖乳突筋の胸骨頭と鎖骨頭の間にある。

操作：患者を側臥位にし，毫針を用い，針尖を頸椎に向けて0.5寸ほど直刺する。電触感のような強い響きを手に感じれば抜針する。置針はしない。毎日1回治療する。

解説：扶突は手陽明大腸経の穴位である。経絡の疏通をよくし，気血の流れをスムースにさせて調節する作用がある。これゆえに上腕痛に効果がある。

上腕に電撃様に響くとよく効く。上腕の痛みは軽減しているが，まだ運動痛を訴える阿是穴が残っているときが多いため，あとで阿是穴に刺針するとさらに痛みは軽減する。

3 手背部の発赤腫脹と痛み

治療法①

穴位：八邪（奇穴）

位置：手の5指の縫合間，左右合わせて8穴ある。

操作：手を軽く握り，毫針を用いて，掌側骨間に向けて0.3〜0.5寸斜刺する。瀉法を施し20分置針する。その間，2〜3回提挿捻転する。あるいは点刺出血させてもよい。毎日あるいは隔日に1回治療する。

解説：奇穴である。八邪は手全体の気血のめぐりをよくするため，手指のしびれ感・痛みにも効果がある。

治療法②

穴位：外労宮（奇穴）

位置：手背の第3中手骨橈側にあり，手背横紋中点と第3中手骨頭をつなぐ線の中点の陥凹部。穴名の如く，ほぼ労宮の外側に位置する。

操作：毫針を用い，0.5寸直刺する。提挿して針感を強める。20分置針。毎日あるいは隔日に1回治療する。

解説：奇穴である。経脈としては三焦経の走行上にあり，上焦・中焦・下焦の気血をめぐらせることにより，結果的には手の異常にも効果があると思われる。当然，近位効果も期待できる。

4 ばね指（弾撥指）

かなり頑固な症状であり，「整形外科で治療しても効果がないから……」と，来院するケースが多い。

治療法①

位置：患側の，霊台から膈兪を結ぶ三角形の頂点辺りの硬結。霊台は，第6胸椎棘突起の下にある。膈兪は，第7胸椎棘突起の両側1.5寸にある。

操作：霊台から膈兪を結ぶ三角形の頂点辺りの圧痛硬結のある部位を探し，ここに灸頭針または多壮（透熱灸）する。

解説：取穴部位は，膈兪の近くにある。膈兪は八会穴の1つ「血会」である。和血理血の作用があり，血液やその流れに関する働きが強い。全身の血流障害があるとき，この付近に異常が現れるため，ここに施灸すると効果がある。

> **治療例** 弾撥指

症例：主婦，45歳，2011年5月1日初診
主訴：両手の第4指の弾撥指
経過：数カ月前から，両手の動きが悪いので困っている。整形外科では内服薬のみ処方されている。
治療：「霊台から膈兪を結ぶ三角形の頂点辺り」の硬結を探し，そこに灸頭針を施行した。
治療経過：翌日（5月2日），来院したとき，患者は「あの治療法は気持ちがよかった。身体がホカホカして湯上りのようだった。それに指の動きもよくなっていた」と言っていた。その後，週1回ぐらいの割合で来院していた。治療のたびに症状は軽減するが，また悪くなって来院することをくり返していた。その後，患者は来院していないので完治したかと思われたが，やはり，農業のオクラ採りが負担になるらしい。

PART 2　運動器疾患の針治療の実際

10 ◆ 下肢・足部の疾患

1 糖尿病による下肢壊死

　　　糖尿病の進行した例では，しばしば下肢が壊死に陥ることがある。壊死の周辺はどす黒く，静脈の停滞がみられる。東洋医学ではこれを瘀血と考えている。
　　　治療は，局所に刺絡し，瘀血を取り去ってやる（**図 2-24**）と痛みは軽減し，治癒機転が亢進される。
　　　臨床家にとっては，このような患者にはしばしば遭遇するので，応用範囲は広い。ただ，程度が進行していると，この治療では，限界があるときもある。

2 スポーツ傷害（捻挫・打撲）

　　　針灸治療は，スポーツ傷害に即効性がある（**図 2-25**）。捻挫や打撲した局所に刺針，または刺絡や火針をすると，痛みと浮腫は早く消退する。
　　　針灸治療は，現代医学のシップ薬・内服薬・低周波などよりも即効性がある。日常の診療に際して，よく遭遇するので，比較的簡単に治療でき応用範囲は広い。

3 痛風による関節痛

　　　局所の疼痛が激しいときには，疼痛部位には触れにくいため，遠隔療法を試みる。これだけで痛みはけっこう軽減する。しかし，最も即効があるのは疼痛部位に直接刺針または刺絡することである。

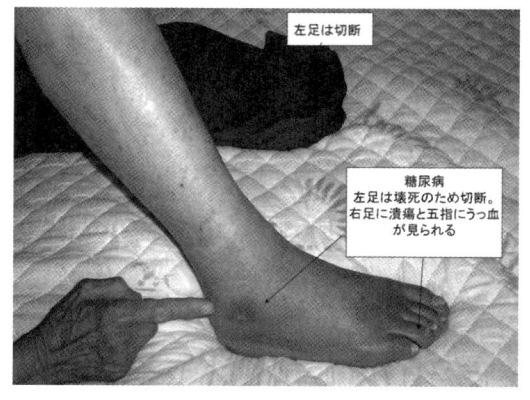

図 2-24　糖尿病による潰瘍とうっ血

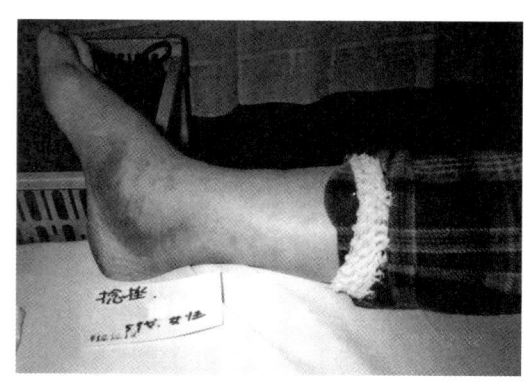

図 2-25　スポーツによる捻挫

治療法①

取穴：阿是穴

位置：阿是穴や発赤のひどい部位。

操作：阿是穴に刺絡し，抜缶すると速効がある。なお，刺絡の痛みを恐れる場合は小さな針で浅く数カ所に刺針し，20分置針する。

解説：大部分が足の拇指の関節に激痛と発赤があるが，この治療法は痛む部位がどこであってもよい。局所において風湿熱の邪が経絡の流れを阻滞するため，痛みを生じる。刺絡すれば瘀血を取り去ることができるので，経絡の流れがよくなり痛みは軽減する。刺絡するときの痛みが問題であるが，血糖測定のためのディスポーザブルタイプの採血用穿刺器で刺絡すると痛みは少ない。その後，小さな吸角で吸引抜缶する。

治療法② 足の拇指が痛むとき

取穴：地機・中都

位置：地機は脛骨の内側面の後縁で，陰陵泉の下3寸。中都は内踝最高点の上方7寸で，脛骨の内側面の中央。

操作：毫針を用い，瀉法を用いる。

解説：痛風発作のとき，最も犯されやすい部位は足の拇指である。足の拇指には内側に足太陰脾経，外側に足厥陰肝経が走行している。地機は足太陰脾経の郄穴であり，中都は足厥陰肝経の郄穴である。これは局所を刺激せず遠位療法で痛みを軽減する治療法である。この方法では，治療後局所の痛みは軽減するが，残存する場合が多いため，その時点でさらに局所に刺針するか，刺絡するとよい。

治療例 痛風による関節痛

症例：〇和〇，61歳，男性，2008年3月13日初診

主訴：激痛のため右足を引きずって来院。

経過：整形外科で内服薬を処方される。しかし，痛みが取れないので，早く治してほしいと言う。

診断：痛風発作

治療：刺絡し抜缶（写真❶❷）した。

治療経過：翌日（3月14日）には完全に腫れと痛みは消失していた。

　3月17日，右踝（写真❸〜❺）に痛みを訴えて片足を引きずって来院した。今回は抜缶療法のみで治療したところ，普通に歩けるほど大幅に痛みは軽減していた。

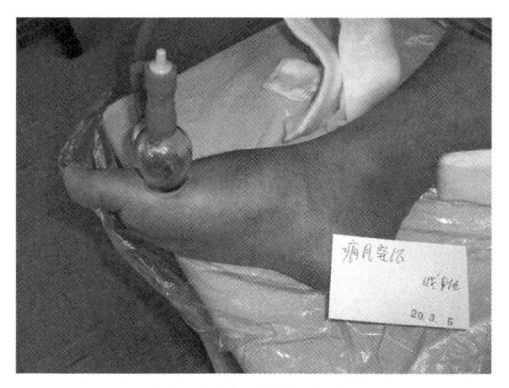

❶ 局所への刺絡抜缶

PART 2　運動器疾患の針治療の実際

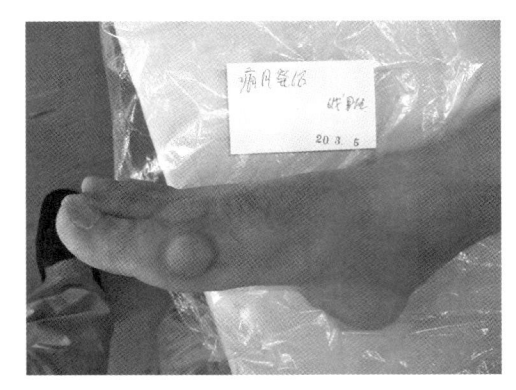

❷　抜缶直後。痛みは軽減し歩行できた

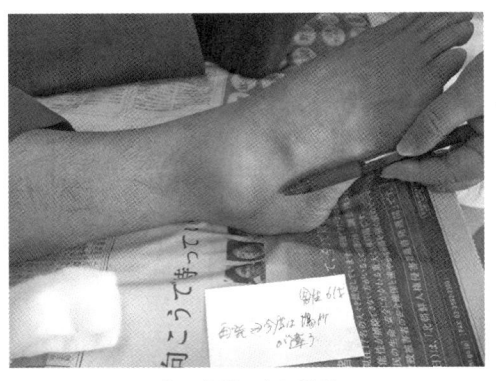

❸　右踝の痛む場所

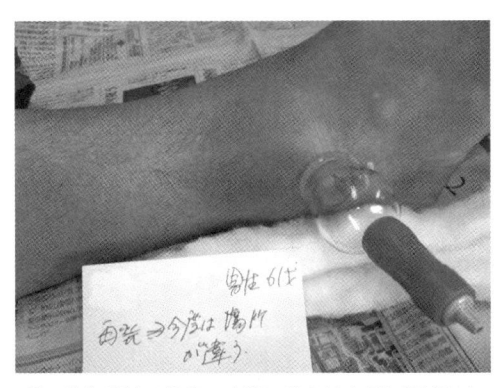

❹　抜缶療法で治療。直後に痛みは大幅に軽減した

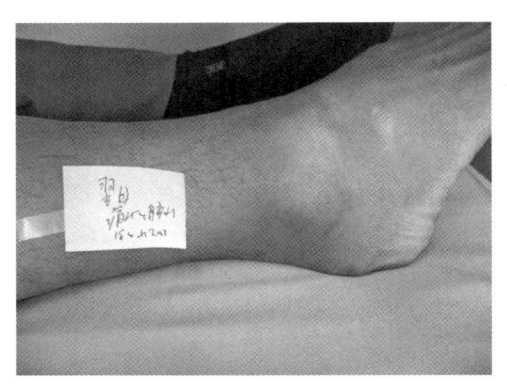

❺　抜缶療法の翌日の右踝。痛みと腫れはほとんど取れていた

4 腓腹筋痙攣（こむら返り）

治療法①　痙攣発作時の処置手法

　痙攣発作時には腓腹筋の耐え難い痛みが起こってくる。このとき，足の拇指を手前に引っぱり，腓腹筋を伸展させてやると即座に痙攣時の痛みは軽減する。

　経験的に伝承されている方法であり，痙攣中の痛みはこの方法で途端に楽になる。その効果機序は，腓腹筋を伸ばすことによって腓腹筋自体の痙攣による疼痛を取り去るためと推測される。この治療法は，筆者自身もしばしばご厄介になっている。

治療法②

取穴：承山
位置：委中と崑崙を結ぶ線上の中央にある。腓腹筋の内側頭と外側頭の分かれ目であり，陥凹したところ。
操作：毫針を用いて2寸直刺する。平補平瀉を施し，20分置針する。

解説：本方は，承山に刺針することによって腓腹筋の痙攣を治す方法である。「穴位の在るところは，そこに刺針すると治すことができる」の治療原則によるもので，近位効果を狙ったものである。

治療法③

取穴：合陽

位置：委中の真下2寸，委中と承山の線上にある。圧迫すると圧痛硬結がある。

操作：毫針を用いて1.5寸深く直刺する。平補平瀉を施し，20分置針。

解説：合陽は足太陽膀胱経の穴位である。ここに刺針すると腓腹筋の痙攣を予防または治すことができる。局所の異常はその付近に取穴すると治すことができる（近位効果）。刺針により疏風・解表・散寒の目的を達成することができ，腓腹筋の痙攣を治めることができる。

治療法④

取穴：条口

位置：足三里の真下5寸のところ。

操作：毫針を用いて1.5寸から2寸，承山に向けて直刺する。瀉法を施し，20分置針する。5分ごとに1回行針する。

解説：条口は足陽明胃経に属し，多気多血の経脈である。また足陽明胃経などの陽経は大椎で足太陽膀胱経と交会しているため，足陽明胃経への刺針は足太陽膀胱経へも影響すると考えられる。この方法は，承山に向けて対刺するので，足太陽膀胱経としての承山の効果もあると思われる。

　　ここに刺針すると経気の通じがよくなり，栄衛を調和することによって「通則不痛」（通ずれば則ち痛まず）の作用が働く。

5 下肢内側痛

治療法①

取穴：築賓

位置：太谿の真上5寸，腓腹筋の内側筋膜下縁。

操作：毫針を用い，直刺する。小幅に提挿捻転し，30分置針する。

解説：築賓は足少陰腎経の穴位である。下肢の内側痛を治すことができるのは，腎の機能を高めるとともに，近位作用「局部に取穴するとその近辺の疾患を治すことができる」によるものである。

　　同時に，築賓は腓腹筋の内側筋腹の下方がアキレス腱に移行する部位であり，下層にはヒラメ筋がある。下肢がだるい・下肢に浮腫があるときに，足三里・三陰交・承山を加えるとより効果がある。

治療法②

取穴：陰谷

位置：膝を曲げて，膝窩横紋の内側，両半膜様筋腱の間に取穴する。
操作：毫針を用い，直刺する。得気を得て20分置針する。
解説：陰谷は足少陰腎経の合穴である。腎経は大腿内側を走行しているため，その領域の異常を治すことができる。膝関節痛は腎虚によって起こるため，陰谷への刺針は腎を補うことになる。また近位効果もあり，非常によく効く。

7 踵痛（しょうつう）

治療法①
取穴：崑崙から太谿に透針
位置：崑崙は，足外踝の尖端とアキレス腱の中点にある。
操作：毫針を用い，崑崙に刺入し，針をゆっくり引き上げて，ついで強く刺入する補法（慢提緊按）を往復3回し，対側の太谿に達する。おもに補法を用いる。30分置針する。
解説：崑崙は足太陽膀胱経の経穴である。透針して太谿（足少陰腎経の原穴）に達する。足関節および踵部の軟部組織の経気を疏通することによって，よい治療効果を発揮することができる。

治療法②
取穴：足踵点（手内側・奇穴）
位置：大陵と労宮とを結ぶ線上で，大陵に近い4分の1のところ。
操作：毫針を用い，0.5寸ほど直刺する。平補平瀉を施し10分置針する。毎日1回。
解説：本方は，足の踵痛を治すために，手の同じ部位に相当するところに刺針する治療法である。「手足相関」の現象を利用した治療法である。

治療法③
取穴：下照海（経験穴）
位置：照海（足少陰腎経，内踝の下縁の陥凹中）の真下約1.5寸の赤白肉際のところ。
操作：毫針を用い，針尖を踵に向けて刺入する。平補平瀉を施し15～20分置針する。近位効果である。

治療法④
取穴：無名穴（経験穴）
位置：合谷の後ろ約1寸のところ。ほぼ陽谿に相当する。
操作：毫針を用い，約1.5寸直刺する。得気を得て1時間ほど置針する。踵に熱感があるときよく効く。
解説：経験穴である。ほかにも，無名穴は，第2・3胸椎棘突起間の陥凹がある。ここは精神錯乱に効果がある。

治療法⑤
取穴：大鐘
位置：太谿は，内踝とアキレス腱の間の陥凹中にある。大鐘は，太谿の下，半寸のやや後方，アキレス腱の内側縁。
操作：毫針を用い，直刺する。提挿捻転し，20分置針する。
解説：大鐘は足少陰腎経の絡穴である。腎経の穴位であるため滋陰補腎の効果がある。同時に，近位穴は，その局所の疾患を治すという近治作用もある。

8 足背の腫痛

治療法①　足背部の発赤腫脹
取穴：八風（奇穴）
位置：八風は，足背部で足の5趾の接合部，全部で左右合わせて8穴。
操作：毫針を用い，1寸斜刺する。強く刺激し，中程度に捻転し，針感を強めたのち，置針せずにそのまま速く抜針する。
解説：八風は奇穴である。「局所の病気は，局所穴を選ぶ」治療法である。

治療法②　足背痛
取穴：陥谷
位置：第2・3中足骨の結合部の前方の陥凹中。
操作：毫針を用い，1寸直刺する。強く刺激し，大幅に捻転し，10分置針する。置針中に1～2回運針する。
解説：陥谷は足陽明胃経の輸穴であり，近位効果を期待した治療法である。

9 足底痛

治療法①
取穴：百会
位置：頭頂にある。正中線上で，両側の耳の尖端を結んだ線の交点にある。
操作：毫針を用い，百会に前方に向けて行針し，平刺する。補法で，30分置針する。毎日1回治療する。
解説：百会は督脈の要穴である。督脈は「一身の陽」を監督しているため，ここに取穴すると，陽気は上昇し気を益して（昇陽益気），経絡は疏通するため，「通則不痛」（通ずれば則ち痛まず）の目的を達成できる。

治療法②
取穴：阿是穴
位置：足底の最も疼痛の強いところ。
操作：毫針を用い，最も痛い部位に直刺する。0.5寸ほど行針し，強く刺激し，30分置針する。隔日に1回治療する。
解説：「以痛為輸」（痛みのあるところが治療点である）。局所穴は，経気の

疏通をよくし近隣の病気を治す。つまり「通則不痛」(通ずれば則ち痛まず)になる。

あとがき

　毎日の生活のなかで，人は全身の筋肉を動かしながら活動している。

　東洋医学は，遠い昔からこの筋や関節の大切さに着目し，その発生メカニズム，治療の方法を詳細に記録してくれている。

　人の生理機能は何百年経ってもそれほど変化するものではないらしく，2千年以上前に書かれた内容をそのまま追試しても，現在もそのまま効果を収めることができる。

　運動器疾患の治療に難渋している現代医学を補充するものとして，針灸治療は立派にその役を果たすことができる。

　現代人は，現代医学の固定観念を打破し，発想を転換して，違った方法での治療に挑戦してみてはどうだろうか。

　東洋医学と現代医学の両方の世界に身を置いていると，針灸治療という貴重な宝物を利用しないのは大きな損失であるように思う。

　これこそ，まさに「温故知新」といえるのではなかろうか。

西田皓一

2012年4月30日

参考文献

1) 山西医学院　李丁・天津中医学院編・浅川要訳：針灸経穴辞典．東洋学術出版社，1986
2) 代田文誌著：鍼灸治療基礎学．医道の日本社，1982
3) 全国刺絡問題懇話会準備会編：創刊準備号　刺絡．1990
4) 日本刺絡学会関西支部学術部編：現行法規と刺絡鍼法．2005
5) 薛立功主篇：完全図解版・人体経筋循行地図．人民軍医出版社，2010
6) 第59回㈳全日本鍼灸学会学術大会．全日本鍼灸学会雑誌60（3）：60，2010
7) 陸寿康著・浅川要監訳：針灸手技学．東洋学術出版社，1992
8) 袁青主編：中風後遺症靳三針特効治療．人民軍医出版社，2005
9) 西田皓一著：東洋医学見聞録・上巻．医道の日本社，1999
10) 西田皓一著：東洋医学見聞録・中巻．医道の日本社，2004
11) 西田皓一著：東洋医学見聞録・下巻．医道の日本社，2007
12) 南京中医薬大学編著・石田秀実・白杉悦雄監訳：現代語訳・黄帝内経霊枢　上巻・下巻．東洋学術出版社，2000
13) 西田皓一著：図解・経筋学―基礎と臨床―．東洋学術出版社，2008
14) 西田皓一著：線維筋痛症は針灸治療で治せる．たにぐち書店，2008
15) 西田皓一著：瘀血を治す．ヒューマンワールド，2008
16) 趙振景・西田皓一共著：針灸一穴療法．東洋学術出版社，2008
17) 西田皓一著：抜缶療法の臨床応用．ヒューマンワールド，2009
18) 西田皓一著：遠位置針―患部運動療法．ヒューマンワールド，2010
19) 伊藤剛著：Acupuncture医師のための現代鍼灸医学―理論と診断―．予防医療臨床研究会，2010
20) 医学大辞典第18版．南山堂
21) 西田皓一著：図解　奇経療法の臨床応用．たにぐち書店，2011

索 引

あ

足三里……………………58
阿是穴……………10, 23, 24
足少陰経筋の走行……………77
足太陽経筋………………4
　　——の走行　……………7
足の井穴……………………32
足陽関………………………99
足臨泣………………78, 79

い

委中…………………78, 82
胃兪……………………108
陰虚火旺……………………52
陰谷………………76, 94, 123
印堂……………………57

う

内合陽……………81, 98, 102
運動器…………………vii, 3
　　——疾患　……………vii
　　——症候群　……vii, 3, 7

え

翳風………………62, 108
遠刺法………………………31

お

温通法………………………25

か

外因………………………12
外関………………78, 79, 94
　　——から内関への透針…112
回旋筋腱板損傷……………100

外労宮……………………118
顎関節症……………60, 63
　　——の原因　……………61
下肢痛………………………46
肩関節
　　——周囲炎　……………101
　　——前方の痛み　………102
　　——痛　………100, 103
肩こり………………………90
肝火上炎……………………16
肝気鬱結……………………51
肝気虚………………………56
　　——証の診断基準　……56
陥谷………………………125
関節リウマチ……43, 46
環跳………77, 78, 83, 115
肝の疏泄失調………………55
寒痺………………………41
顔面神経
　　——の走行　……………106
　　——麻痺　……106, 109
　　——麻痺三針　……66, 69
　　——麻痺の針灸治療　…110
顔面部の疾患………………106

き

気………………………15
気鬱火化……………………51
気海……………………95
気血水弁証…………………14
気滞痰鬱……………………51
灸頭針………………………27
鳩尾……………………95
頬車……………………62
強通法………………………25
胸部の痛み…………………112

棘上筋症候群………………100
曲池から少海への透針……104
魚際……………………112
居髎………………80, 114
筋結点………………………23
靳三針………………………65

け

経筋………………………3
　　——病　………………6
　　——病の病因　…………18
　　——篇　……………vii, 6
頸椎
　　——症　………………94
　　——の夾脊穴　……92, 94
経絡………………………9
　　——システム　…………9
　　——の模式図　…………17
　　——弁証　……………17
痙攣発作時の処置手法……122
下関………………61, 109
下照海………………………124
血………………………15
結筋点………………10, 23
ゲート・コントロール説……21
肩髃……………………103
肩甲間部のこり……………95
肩甲区反応点………………107
肩三針………………66, 71
肩井………………91, 92
肩前………………102, 103
肩部痛………………………46
肩髎……………………103

こ

後谿…………76, 79, 82, 93

——の位置 ……………50	湿痺…………………41	**せ**
後頸部痛………………46	耳門…………………62	精神神経障害の治療………51
広範囲の腰痛に効果の	十二経筋……………… 3	施灸…………………27
ある治療法……………81	手三針………………72	絶骨…………………93
合陽………………… 123	手背部の発赤腫脹と痛み… 118	舌三針……………66, 70
股関節部	臑兪………………… 103	線維筋痛症……………48, 53
——痛 ……………46	上関 ………… 62, 108	——の針灸治療のポイント
——痛の原因 …… 114	条口………………117, 123	…………………48
——の疾患 ……… 114	——から承山への透針	仙腸関節炎……………86
股三針……………66, 72	100, 104, 117	——の原因 ………87
腰2夾脊穴……………76	承山………………117, 122	——の症状 ………86
五十肩……………100, 102	上肢痛…………………45	——の診断 ………87
五臓六腑………………12	上肢の疾患 …………… 117	前腕痛…………………46
ゴルフ肘……………… 104	踵三針……………66, 73	
崑崙から太谿に透針…… 124	踵痛………………… 124	**そ**
	上都…………………83	相対法…………………98
さ	上腕	臓腑弁証………………16
採血用穿刺器……………30	——挙上障害…100, 101, 117	僧帽筋…………………92
坐骨…………………84	——骨外上顆炎 ……… 104	——の圧痛硬結部位 ……91
——三針 ……………71	——痛 ……………… 117	足三針…………………72
——神経 ……………87	刺絡…………………28	足踵点……………… 124
——神経痛 …………83	——に用いる道具と使い方	足底痛……………… 125
三陰交…………………57	…………………29	側頭骨三針……………66
三叉神経……………… 106	——の臨床効果 ………28	咀嚼と顎関節機能に
——痛 …………106, 109	——はどこに刺すのか …33	関係する筋肉…………60
——痛の針灸治療 …… 106	次髎…………………45	足背の腫痛……………… 125
——の走行 ……… 106	津液…………………15	
三通法…………………25	腎気虚…………………56	**た**
	針灸治療の作用機序……20	太谿…………………57
し	身体痛の原因……………53	大杼…………………44
支溝………………… 113	人中……………… 76, 82	大鐘………………… 125
耳三針……………66, 70	心脾両虚………………52	大腿四頭筋……………98
刺針…………………25	申脈…………………50	大腸兪……… 45, 78, 85, 108
四診…………………14	腎兪……………45, 78, 85	大椎…………………44
四神針…………………67		帯脈穴…………………79
止痛穴………………… 117	**す**	打撲………………… 120
膝関節痛……………46, 96	水……………………15	弾撥指………………… 118
——の遠位特効穴 ……96	スポーツ傷害………… 120	
膝疾…………………99	——による肩関節痛 … 100	
膝痛3穴……………96, 104		

ち

地機	121
築賓	123
置針	26
秩辺	77, 84
肘痛2穴	104
中都	121
中風の弁証分類	64
中平	101
聴宮	61
鎮痛作用	21

つ

痛風による関節痛	120, 121
以痛為輸	10, 23

て

提挿補瀉法	26
手太陽経筋	4
——の走行	7
テニス肘	104
手の井穴	32
手の末梢部	32
天柱	86
天鼎	102
天髎	90, 92

と

頭針運動区	68
糖尿病による下肢壊死	120
東洋医学	
——独自の治療法	9
——の診断方法	11
——の全体観	11
——の特徴	11
督脈の走行	50

な

内因	12

内関	94

に

二重穴	108
日本刺絡学会	ix
二陽	80

ね

寝違い	93
熱痺	41
捻挫	120
捻挫穴	81, 82

の

脳血管障害による片麻痺	64
脳三針	66, 68

は

梅花針	29
背部痛	46
八邪	118
抜缶療法	35
八綱弁証	14
八風	125
バネ式三稜針	30
ばね指	118

ひ

痞根	84
肘関節痛	46
微通法	25
一重穴	108
火針	10, 33, 105
——の手技	34
——の臨床効果	33
腓腹筋痙攣	122
百会	57, 125

ふ

風池	45, 57, 92

風痺	41
風府	45
扶正祛邪	12
扶突	117

へ

変形性頸椎症	94
変形性股関節症	80, 115
変形性腰椎症	80
弁証	14
弁証施治（弁証論治）	11, 13

ま

慢性疲労症候群	55, 58

み

蜜刺法	31

む

鞭打ち症	94
無名穴	124

ゆ

憂鬱傷神	52

よ

腰眼	83
腰宜	78, 85
陽蹻脈の走行	50
腰筋労損	84
腰仙骨部痛	46
腰痛点	81
腰痛の針灸治療の方法	74
腰部の疼痛部位による経脈別の治療法	75
腰臀部痛	74
陽陵泉	79, 112
養老	82

ら

落枕…………………93

り

李氏膝上穴………………98
梨状筋……………………87

【著者略歴】
西田皓一（にしだ・こういち）

1937年6月生まれ。1963年神戸医科大学卒業。1964年神戸大学医学部循環器内科入局。1966年神戸労災病院内科勤務。1975年高知県農協総合病院内科医長。1977年西田順天堂内科を開業し，現在に至る。2004年高知大学医学部非常勤講師。2006年より高知大学医学部臨床教授。開業と同時に現代医学と東洋医学の両方の立場から治療してきた。

著書に『東洋医学見聞録』上巻（1999），中巻（2004），下巻（2007）（以上，医道の日本社），『【図解】経筋学―基礎と臨床―』（2008），『針灸一穴療法』（2008，共著）（以上，東洋学術出版社），『瘀血を治す』（2008），『抜缶療法の臨床応用』（2009），『「遠位置針―患部運動」による疼痛緩和療法』（2010）（以上，ヒューマン・ワールド），『線維筋痛症は針灸治療で治せる』（2008），『奇経療法の臨床応用』（2011）（以上，たにぐち書店）。監修に『目の体操』（マキノ出版，2005）がある。2008年『東洋医学見聞録』が評価され第22回「間中賞」を授与される。

運動器疾患の針灸治療

2012年5月25日　　第1版第1刷発行

著　者　　西田　皓一
発行者　　井ノ上　匠
発行所　　東洋学術出版社
　　　　（本　　社）〒272-0822　千葉県市川市宮久保 3-1-5
　　　　（編　集　部）〒272-0021　千葉県市川市八幡 2-11-5-403
　　　　　　　　　　電話 047（335）6780　　FAX 047（300）0565
　　　　　　　　　　e-mail：henshu@chuui.co.jp
　　　　（販　売　部）〒272-0823　千葉県市川市東菅野 1-19-7-102
　　　　　　　　　　電話 047（321）4428　　FAX 047（321）4429
　　　　　　　　　　e-mail：hanbai@chuui.co.jp
　　　　（ホームページ）http://www.chuui.co.jp/

装幀／山口　方舟

印刷・製本／株式会社丸井工文社　　編集協力／澤田由香里

◎定価はカバーに表示してあります　　◎落丁，乱丁本はお取り替えいたします

©2012 Printed in Japan　　ISBN978-4-904224-19-9 C3047

[針灸学] シリーズ4部作

シリーズ1 針灸学[基礎篇]（第三版）

天津中医薬大学＋学校法人後藤学園編
兵頭明監訳　学校法人後藤学園中医学研究所訳
B5判並製　368頁　図表160点　　　　　　　　　　定価5,880円

日中の共有財産である伝統医学を，現代日本の針灸臨床に活用するために整理しなおし，平易に解説した好評の教科書。国際時代にふさわしい日中共同執筆。[臨床篇][経穴篇][手技篇]と4部作。
＊第二版に文章表現上の修正，補足を大幅に加えた。

シリーズ2 針灸学[臨床篇]

天津中医薬大学＋学校法人後藤学園編
兵頭明監訳　学校法人後藤学園中医学研究所訳
B5判並製　548頁　　　　　　　　　　　　　　　　定価7,350円

日常よく見られる92症候の治療方法を「病因病機－証分類－治療」の構成で詳しく解説。各症候に対する古今の有効処方を紹介。針灸学[基礎篇]の姉妹篇。

シリーズ3 針灸学[経穴篇]

学校法人後藤学園編　兵頭明監訳　学校法人後藤学園中医学研究所訳
B5判並製　508頁　　　　　　　　　　　　　　　　定価6,300円

全409穴に出典・由来・要穴・定位・取穴法・主治・作用機序・刺法・灸法・配穴例・局部解剖を解説。ツボの作用機序が特徴。理論と臨床とツボの有機的関連からツボの運用範囲を拡大する。豊富な図版全183点，日中経穴部位対照表。

シリーズ4 針灸学[手技篇]

鄭魁山（甘粛中医学院教授）著
兵頭明監訳　学校法人後藤学園中医学研究所訳
B5判並製　180頁　図版257点　　　　　　　　　　定価4,410円

著者は，中国の最も代表的な針灸名医。中国の代表的手技のほか，家伝の秘法も紹介。針灸手技全般の知識を，豊富な写真（203枚）と刺入後の皮膚内をイラスト化してていねいに解説。
＊旧版『写真でみる針灸補瀉手技』の書名を改め，『針灸学』シリーズ4部作に編入しました。内容は旧版と変わりません。ご注意ください。

〈李世珍先生の本〉

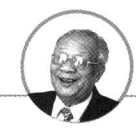

臨床経穴学

李世珍著　兵頭明訳　B5判並製　824頁　　　　　　定価10,080円

李家4代100年の家伝の集大成。針灸の弁証論治という一大体系を形成した画期的な書である。臨床的にも目を見張る効果を生み出す点で，日本針灸界にも大きな衝撃を与えている。

中医鍼灸臨床発揮

李世珍・李伝岐・李宛亮著　兵頭明訳　B5判並製　762頁　定価7,980円

厳密な弁証のうえで，3～4穴の少数穴へ4分から10分という長い時間をかけた手技を行う。中医病名ごとにいかに弁証をし，選穴すべきかを綿密に説く。『臨床経穴学』の姉妹篇。

ムック 李世珍の針 ――弁証の針，効かせる技

B5判並製　206頁　附録：CD-ROM　　　　　　　　定価2,940円

「李世珍の針」の一大総合特集。痛みが少なく，心地よい針は，日本の臨床現場で不可欠な要素。附録CD-ROMで手技を修得できる。追試報告や座談会からこの針法の臨床的効果と威力を学べる。

【図解】経筋学
―基礎と臨床―

西田皓一著　B5判並製　2色刷　504頁　　　　定価 7,140円

経筋療法を学体系化し，徹底した追試によってその効果を確認。日常診療でよく遭遇する疾患から難病まで幅広くカバーし，豊富な図版によって解説。具体性に富む内容で，臨床ですぐに使える刺針技術が満載。

針灸一穴療法

趙振景・西田皓一著　A5判並製　312頁　　　　定価 3,990円

1つの疾患に1つの治療穴を対応させた実践治療マニュアル。趙振景氏がまとめた一針一穴の内容を，それに共鳴した西田皓一先生が追試。西田先生の経験をふんだんに盛り込み，日本での臨床的価値をさらに高めている。

中医鍼灸、そこが知りたい

金子朝彦著　四六判並製　288頁　　　　定価 2,730円

中医鍼灸に入門し，教科書をマスターしたけれど，どうも臨床効果に実感がもてない。そんな鍼灸師は，中級への門口に立った証しです。本書は，そんな鍼灸師のナビゲーターになるでしょう。中医鍼灸の実力を引き出す方法や考え方が満載。

［CD-ROMでマスターする］舌診の基礎

高橋楊子著　CD-ROM付き　B5判並製　カラー刷　88頁　定価 6,300円

CD-ROMを使った新しい舌診ガイド。舌診の基礎と臨床応用法を詳説。付属CD-ROMとの併用で，舌診を独習できる画期的なテキスト。繰り返し学習することで，舌診の基礎をマスターできる。著者は，中国の代表的な診断学研究室の出身で，確かな内容。

脈診
―基礎知識と実践ガイド―

何金森監修　山田勝則著　A5判並製　296頁　　定価 3,360円

中医学の伝統的な理論にのっとった脈診ガイド。一般に脈診を本で学ぶことは難しいといわれるが，本書ではそれが可能。脈理を理解することで，脈象の膨大な内容を暗記する必要がなくなり，脈象の基準をはっきりさせることで，脈象判断が確かなものになる。豊富な図解で，複雑な脈診が学びやすく，記憶しやすい。初学者が感じる戸惑いやわかりにくさを，わかりやすく内容のある表現で解説。

針灸経穴辞典

山西医学院李丁・天津中医学院編
浅川要・塩原智恵子・木田洋・横山瑞生訳
A5判上製／函入　524頁　図206点　　　　定価 7,035円

経穴361穴，経外奇穴61穴に〔穴名の由来〕〔出典〕〔別名〕〔位置〕〔解剖〕〔作用〕〔主治〕〔操作〕〔針感〕〔配穴〕〔備考〕を示し，ツボに関する必要知識を網羅。好評の経穴辞典。

［図でわかる］中医針灸治療のプロセス

朱江・劉雲捷・宋琦編　篠原昭二監訳　和辻直・斉藤宗則訳
B5判並製　160頁　　　　定価 2,940円

複雑な弁証論治の過程を図表化する。一目で中医学の基本的な考え方が理解できる。中医学の思考方法を学びたい入門者にとって絶好の書。

針灸二穴の効能 ［増訂版］

呂景山著　渡邊賢一訳　A5判並製　352頁　　　定価 4,200円

二穴の配合は，針灸処方の原点である。二穴を組み合わせることによって，相乗効果で効力を高めたり，新たな効能を生み出して，単穴とは異なる独特の治療効果を得られる。223対の腧穴の組み合わせを収録。

ご注文はフリーダイヤルFAXで
0120-727-060

東洋学術出版社

電　話：(047) 321-4428
Eメール：hanbai@chuui.co.jp

新しいイメージの中医学学習雑誌

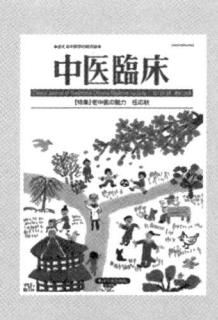

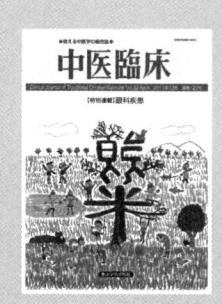

［季刊］中医臨床

- ●定価1,650円（税込・送料別210円）
- ●年間予約6,600円（4冊分・税込・送料共）
- ●3年予約18,000円（12冊分・税込・送料共）

中医学を初歩からマスターできる雑誌

短期間に自力で臨床ができることが目標

できるだけ短期間に中医学をマスターしていただき，自力で臨床ができる力をつけていただくことを第一の目標に編集を進めています。中医学を分散的でなく系統的に学べることを念頭に置きながら，疾患・症状の病態本質を見分け，処方・配穴・手技を的確に運用できる能力を身につけることをめざしています。

漢方エキス製剤の中医学的運用

毎号疾患・症状・方剤別の興味深い特集を掲載。疾患の病因病機の分析に重点を置き，症状のどのような変化にも対応できる能力を培います。「病名漢方」でなく，「弁証漢方」に重点を置きながら，エキス製剤の運用効果の向上をめざしています。

読者と双方向性のコミュニケーション

「症例相談」や「症例討論」「質問」のコーナーを設け，読者と双方向のコミュニケーションを強め，臨床力向上をめざしています。「弁証論治トレーニング」では，出題された症例に多くの読者が回答を寄せ，それにコメンテーターが親切に解説を加えています。活気のあるコーナーです。

バラエティーに富んだ誌面

中医学の基礎理論や用語解説など初級者向けのやさしい記事から，高度な難病治療の文献まで，漢方と針灸の両分野を中心に，講演・インタビュー・取材記事・解説記事・症例検討・理論検討・翻訳文献・研究動向・食養・コラム・書籍紹介・ニュース……など多彩な内容。

ご注文はフリーダイヤルＦＡＸで
0120-727-060

東洋学術出版社

〒272-0823 千葉県市川市東菅野1-19-7-102
電話：（047）321-4428
E-mail：hanbai@chuui.co.jp
URL：http://www.chuui.co.jp